CONTRIBUTION

A L'ÉTUDE

DES PRÉSENTATIONS DE LA FACE

PARIS. — IMPRIMERIE PILLET FILS AINÉ
5, RUE DES GRANDS-AUGUSTINS.

CONTRIBUTION

A L'ÉTUDE DES

PRÉSENTATIONS DE LA FACE

PAR

Adolphe CARPENTIER

DOCTEUR EN MÉDECINE

AVEC TABLEAUX STATISTIQUES
DE 330 PRÉSENTATIONS DE LA FACE OBSERVÉES A LA
MATERNITÉ DE PARIS

PARIS
LIBRAIRIE J.-B. BAILLIÈRE ET FILS
Rue Hautefeuille, 19, près du boulevard Saint-Germain.

LONDRES
BAILLIÈRE, TINDAL and COX

MADRID
CARLOS BAILLY-BAILLIÈRE

1876

CONTRIBUTION
A L'ÉTUDE DES PRÉSENTATIONS DE LA FACE

AVANT-PROPOS

Alors que nous suivions à l'hôpital des Cliniques le service de M. le professeur Depaul, il nous a été donné d'observer deux cas de présentation de la face, dans des circonstances qui nous ont engagé à prendre pour sujet de notre thèse inaugurale l'étude de ce point de l'art des accouchements.

C'est ainsi que l'une de ces présentations à offert le type des présentations dites secondaires, c'est-à-dire que ce n'est que pendant la durée du travail qu'elle s'est produite. Dès le début, en effet, on pouvait, par le palper abdominal et ensuite par tous les signes connus de diagnostic, reconnaître une présentation du sommet. Cependant, la tige occipito-mentonnière a pu basculer dans l'excavation, substituant ainsi l'extension de la tête à la flexion qui existait d'abord. Nous reviendrons, dans le courant de cette étude, avec détails sur ce phénomène qu'on ne peut observer que dans certaines conditions déterminées en partie par la forme de la tête de l'enfant, ainsi que par ses différents diamètres.

Dans la seconde observation nous n'avons pas observé cette présentation primitive du vertex, aussi les mesures prises par nous sur la tête de l'enfant ne montrent pas les mêmes relations entre elles que dans le cas dont nous parlons plus haut.

Enfin, les statistiques que nous avons pu faire dans les recueils des bulletins d'accouchements de la Clinique nous offriront encore quelques particularités intéressantes.

Ajoutons que si, dans les anciens auteurs de traités d'obstétrique, il est peu question de ces sortes d'accouchements, dans ces derniers temps, au contraire, il a paru sur ce sujet d'assez nombreux travaux que nous nous proposons d'analyser chemin faisant.

Notre prétention n'est pas d'expliquer d'une manière irréfutable un fait dont les causes sont probablement complexes, car, en voulant être trop exclusif dans notre manière de voir, nous ferions naître mille objections fournies par les exceptions elles-mêmes. Notre seul désir est d'apporter quelques matériaux qui seront peut-être de quelque utilité à ceux qui, dans la suite, voudront s'occuper de cette même question.

Guidé dans cette étude par les conseils de notre maître et ami M. le docteur Pinard, chef de clinique, nous le prions de recevoir ici nos sincères remerciements.

Le plan que nous nous proposons de suivre dans ce travail est le suivant : nous passerons en revue, dans une première partie, les différents auteurs qui ont écrit sur les présentations de la face, et dans la seconde partie, que nous diviserons en cinq chapitres, nous traiterons successivement : Des causes, — des signes, — du diagnostic, — du pronostic et enfin du traitement.

PREMIÈRE PARTIE

HISTORIQUE

En parcourant les très-anciens traités d'accouchements, on ne trouve que peu de choses sur les présentations de la face. Dans Hippocrate (1), au chapitre : *De la nature de l'enfant*, après avoir lu une longue dissertation sur la situation du fœtus dans la matrice, nous apprenons seulement que l'enfant doit venir au monde la tête première pour que l'accouchement soit naturel, qu'alors la femme accouche facilement, et qu'au contraire maintes fois les mères succombent avec les enfants quand ceux-ci viennent ou par le tronc ou par les pieds. Puis vient une question de poids quant à la cause de cette situation, question d'ailleurs qui, pour les accoucheurs allemands, n'est pas encore résolue, et nous arrivons aussitôt à l'exposé des causes de l'accouchement, lequel se fait, dit notre auteur, parce que la mère ne peut plus fournir à son enfant la nourriture nécessaire, et ce à partir du dixième mois. Ambroise Paré nous dit quelque chose d'analogue (2). « Or, pour faire qu'un accouchement soit bon, il faut que

(1) Hippocrate. Trad. de Littré. T. VII : De la nature de l'enfant.

(2) Ambroise Paré. Edit. Malgaigne. T. II, p. 713.

l'enfant vienne à terme, et suive les eaux, et qu'il sorte la tête première, et en cela est requis grande force à la mère et à l'enfant. »

Ainsi, la tête sans plus spécifier, les pieds et le tronc telles sont les seules présentations dont il soit parlé. La face ne sera qu'une complication que pendant longtemps nous verrons les chirurgiens s'efforcer de transformer en sommet.

Il faut arriver à Guillemeau, en 1609, pour trouver la première mention d'une présentation de la face. Voici comment s'exprime cet auteur à ce sujet : « La tête se rencontre tournée en quatre façons et reposant sur le dos, sur son estomac et sur le bord de ses épaules. Etant ainsi tournée, il est impossible que la mère puisse accoucher, quelque effort que l'enfant puisse faire, poussant des pieds contre le fond de la matrice. » Le moyen que conseille Guillemeau est alors d'introduire la main, et de repousser le corps de l'enfant.

En 1671, Viardel professe la même opinion, seulement il conseille d'entourer la main d'une compresse pour ne pas contondre les parties molles, et il rapporte même une observation dans laquelle il réussit à faire basculer la tête en saisissant l'occiput qu'il abaisse. Dans une autre observation, il est vrai, Viardel dit que, malgré des efforts considérables, il ne put réussir à opérer cette flexion. Forcé d'abandonner alors l'accouchement à la nature, l'enfant finit par sortir vivant, mais, dit-il, il était livide.

Vers la même époque Portal (1685) émettait une opinion qui, en passant inaperçue, eut le même sort que la conclusion précédente de Viardel : « Tout ce qui peut arriver à l'enfant, c'est de souffrir, d'avoir la face noire, tuméfiée, à cause qu'elle a souffert de grandes violences à la sortie, n'y ayant pas plus de mystères en celui-là qu'au naturel. »

Louise Bourgeois (1) consacre, au sujet qui nous occupe, quelques lignes dont le but est surtout de montrer quelle est la conduite à tenir près d'une femme dont l'enfant se présente par la face ; ces lignes trouveront leur place quand nous parlerons du pronostic et du traitement.

Plus tard, en 1733, de Venter (2), dans un chapitre sur les présentations par la face, s'appesantit surtout sur le pronostic qu'il considère comme grave. Quelques années plus tard, Mauriceau (3), dans son traité des *Maladies des femmes grosses*, nous dit : « D'autres fois, l'enfant se présente la face la première, ayant la tête renversée en arrière, en laquelle posture il est encore très-difficile qu'il vienne, etc... »

Dans son ouvrage, madame Le Boursier du Coudray (4), discutant les différentes positions du fœtus dans la matrice, écrit : « Les pieds de l'enfant sont sur l'orifice jusqu'au septième mois, et toujours par le fait du poids, à cette date de la grossesse, c'est la tête qui vient occuper la partie inférieure, le fœtus faisant la culbute. » Les accouchements sont par elle divisés en naturels et contre nature, et parmi ces derniers se placent ceux dans lesquels la face vient la première. Elle conseille, comme on l'avait fait précédemment, de remonter la tête du fœtus et de la faire basculer de manière à avoir le sommet le premier, et, si cette manœuvre est impossible de pratiquer la version.

(1) Louise Bourgeois. Paris, 1771, p. 84.

(2) De Venter. Paris, 1733. Chap. XXXVII.

(3) Mauriceau. Paris, 1740. Traité des maladies des femmes grosses. 7e édit. p. 234.

(4) Le Boursier du Coudray. Paris, 1759. Chap. XI.

Dans le traité de de Lamotte, publié en 1765 (1), nous lisons quelques passages qui ont trait à notre sujet, mais c'est toujours le même esprit qui règne, que nous retrouvons à cette époque, et, pour appuyer son dire, de Lamotte cite une observation où il nous raconte qu'une femme près de laquelle il fut appelé par une sage-femme coupable d'une erreur de diagnostic, mit au monde un enfant de sept mois, grâce à une opération que notre accoucheur ui fit subir, opération qui fut simplement une version.

Dans la deuxième partie de notre travail, nous aurons le soin de citer cette observation intéressante à quelques points de vue. Smëllie (2), quelques années après, publie plusieurs longs chapitres sur la manière d'employer le forceps, et, après avoir indiqué le manuel opératoire en général, il l'explique spécialement à propos des cas où c'est la face qui se présente. Dans le tome second de son traité, volume uniquement composé d'observations diverses, deux se rapportent à notre sujet ; nous les analyserons également plus loin ; mais, nous pouvons dès maintenant dire qu'elles nous montrent encore la crainte qu'avaient les accoucheurs d'alors quand ils se trouvaient aux prises avec une présentation de la face, puisque, dans tous ces cas, ils s'empressaient au plus vite d'aller à la recherche des pieds pour faire l'accouchement. C'était seulement quand ils ne pouvaient pas réussir à modifier la présentation, qu'ils se décidaient à abandonner le travail à la nature, et nous devons nous étonner que des terminaisons favorables et spontanées, qu'eux-mêmes ont constatées et qu'ils rapportent dans différents passages de leurs écrits, n'aient pas eu

(1) De Lamotte. Paris, 1765. T. I, p. 294, p. 621.

(2) Smellie. Traité de la théorie et pratique des accouchements. Paris, 1771.

pour résultat de leur faire porter un pronostic moins sévère.

Bientôt cependant, madame Lachapelle, Boër, allaient s'élever contre ces craintes exagérées dans les présentations de la face, en disant que cet accouchement était simple et naturel. Ces auteurs, d'ailleurs, avaient déjà été devancés dans cette voie par Zeller, qui, dès 1789, professait cette même doctrine, tandis que Capuron s'efforçait de démontrer, par des calculs géométriques, que les accouchements par la face sont impossibles, si l'art n'intervient (1).

Dans les auteurs modernes, nous verrons soutenues les idées que madame Lachapelle commence à répandre, et si tous ne s'accordent pas sur les causes probables, la fréquence plus ou moins grande des présentations de la face, ils sont à peu près unanimes à constater que bien souvent le travail seul mène à bonne fin l'accouchement.

Bien des travaux ont été faits sur ce point, en France, en Angleterre, en Allemagne. Plusieurs thèses ont été soutenues devant la Faculté de médecine de Paris ; la première en 1844 par le docteur Crousse, puis nous citerons celles des docteurs Gagnon, Decazis, Forcade et Caillet. Nous avons parcouru ces divers écrits ; dans aucun la question du mécanisme de la production des présentations de la face n'est complétement traitée. Elle y occupe même en général une place fort restreinte. Dans un ouvrage anglais, publié l'année dernière, intitulé : *Contributions to the mechanism of natural and morbid parturition*, par Math. Duncan, nous trouvons un chapitre entier consacré à l'étude de ce mécanisme. Nous aurons plus loin, en lui

(1) Velpeau. Traité de l'art des accouchements. 2e édit. Paris 1835.

opposant nos objections, à discuter les idées que cet auteur avance pour expliquer les causes probables de cette production.

Une brochure allemande, publiée à Berlin en 1869, par Hecker, fait à son tour entrer en cause les dimensions de la tête de l'enfant ; mais nous pensons que les effets produits par les différentes formes du crâne chez le fœtus ont été mal interprétés par ces deux derniers auteurs.

DEUXIÈME PARTIE

CHAPITRE PREMIER.

Fréquence des présentations de la face.

L'accouchement par la face s'observe rarement ; il se présente moins souvent que celui dans lequel l'enfant vient par le tronc. D'après les différentes statistiques qui ont été faites, c'est effectivement le plus rare de tous.

D'après un relevé de Merriman et Blaud, portant sur un nombre de 3,897 accouchements, 9 fois seulement la face s'est offerte à ces observateurs. James Reid, sur 3,350 accouchements qui ont eu lieu à l'infirmerie de Saint-Gilles et à celle de Saint-George, à Londres, signale 15 présentations de la face. En France, madame Boivin a fait un relevé de 20,517 accouchements, sur lesquels 97 fois la face a été observée.

Madame Lachapelle, dans son second tableau de 1812 à 1820, compte 22,243 accouchements, dont 103 par la face. M. le professeur P. Dubois, sur un nombre de 24,539 accouchements, ne cite que 85 de ces présentations (1).

(1) Gagnon. Thèse de Paris, 1853.

Sur 7,835 accouchements observés dans le grand hôpital général de Vienne, par le professeur Braun, on a noté 44 présentations de la face ; à l'université de Wursbourg, sur 8,514 accouchements, il y en a eu 58 ; à l'hôpital de Gœtting, sur 7,104 accouchements, il y a eu 29 de ces présentations (1).

Boer donne 58 cas sur 6,555 ; Nœgele, 1 sur 200 ; Clin, de Strasbourg, 4 sur 132 ; Merriman, 1 sur 157. Nous pourrions citer encore un grand nombre de ces relevés. On trouvera plus loin un tableau que nous empruntons aux *Leçons cliniques* de M. le professeur Depaul, et qui porte sur 16,233 accouchements. Nous-même avons fait dans les bulletins, à l'hôpital des Cliniques, une statistique dans laquelle nous avons noté, sur 2,920 accouchements, 13 cas de présentation de la face ; soit 1 sur 224.

Nous devons en outre à l'obligeance de M. le docteur Pinard communication de la statistique la plus importante qui ait été faite, puisqu'elle porte sur 81,711 accouchements faits à la Maternité de Paris. Sur ce nombre considérable, il a été noté 330 présentations de la face ; soit 1 sur 247. Nous reproduisons d'ailleurs intégralement ces tableaux, que M. Pinard a bien voulu nous confier, car les résultats qui y sont consignés sont intéressants à plus d'un titre, et nous aurons plus d'une fois occasion d'y revenir.

(1) Depaul. Clinique obstétricale, 1872-76.

STATISTIQUE DE LA CLINIQUE. — PRÉSENTATIONS DE LA FACE

(Tableau emprunté aux leçons de clinique obstétricale de M. le professeur Depaul)

ANNÉES	Total général des accouchements dont on connaît la présentation.	Nombre des présentations de la face.	Positions inconnues.	Position fronto-latérale gauche.		Position fronto-latérale droite.		Positions irrégulières.
				Variété antérieure.	Variété postérieure.	Variété antérieure.	Variété postérieure	
1852	1,209	10	1	6	1	»	2	»
1854	944	2	»	2	»	»	»	»
1855	1,229	5	»	5	»	»	»	»
1856	625	2	»	2	»	»	»	»
1857	747	4	»	3	»	»	1	»
1858	724	3	2	1	»	»	»	»
1859	928	6	1	3	1	1	»	»
1860	887	5	1	1	»	»	2	1*
1861	859	5	2	2	»	»	1	»
1862	768	4	»	2	1	1	1	»
1863	749	6	1	3	»	»	2	»
1864	805	5	1	2	»	2	»	»
1865	852	8	»	4	»	»	4	»
1866	741	5	1	3	»	»	1	»
1867	790	3	»	2	»	»	1	»
1868	741	3	»	3	»	»	»	»
1869	825	7	1	5	»	»	1	»
1870	647	2	1	»	»	»	1	»
1871	560	3	»	2	»	»	1	»
1872	603	5	»	3	»	1	1	»
Total général..	16,233	93	12	54	3	5	19	1

* Position mento-pubienne. Fausse couche.

Dans tous ces calculs, il faut encore tenir compte, comme le recommande M. le professeur Depaul, d'une cause qui rend peut-être encore la moyenne trop élevée. En effet, dit M. Depaul, quoique l'accouchement par la face se termine habituellement tout seul, il y a encore beaucoup de médecins et de sages-femmes qui s'effrayent quand ils se trouvent en présence d'un pareil cas, et qui, dans la crainte de difficultés futures, préfèrent diriger leurs malades sur un hôpital spécial.

En présence de ces résultats, et abstraction faite de cette cause d'erreur, nous pensons ne pas nous éloigner beaucoup de la vérité en fixant à 1 sur 250 le chiffre moyen de ces présentations.

Quant aux diverses positions, tous les auteurs s'accordent pour considérer comme la plus ordinaire la mento-iliaque droite postérieure, en prenant pour point de repère le menton, ou la fronto-iliaque gauche antérieure, si l'on choisit le front. C'est ainsi que, dans la statistique de madame Lachapelle, nous trouvons 41 fois cette dernière position pour 31 des autres. Dans le tableau donné par M. le professeur Depaul (p. 11), 57 fois le front était tourné à gauche, et 23 fois seulement on le trouvait à droite. Le relevé que nous avons fait nous-mêmes sur 2,920 accouchements, nous montre 9 positions en mento-iliaque droite postérieure et 4 seulement en mento-iliaque gauche antérieure. Dans ce même travail, nous avons tenu compte de la proportion des différentes positions dans les présentations du sommet, et nous sommes arrivé aux résultats suivants : sur un nombre de 1,189 accouchements, 247 fois la position occipito-iliaque droite postérieure a été constatée, et 747 fois la position occipito-iliaque gauche antérieure (les autres présentations, avec leurs différentes variétés de positions, étaient représentées par des siéges, des épaules, ou n'étaient pas indiquées), soit dans le rapport de 21,40 pour 100 pour les occipito-iliaques droites postérieures, et de 62,70 pour 100 pour les occipito-iliaques gauches antérieures. Si nous cherchons dans quel rapport les deux positions de la face que nous avons constaté avoir eu lieu pour l'une 9 fois et pour l'autre 4 fois, sont rapportées à 100 accouchements par la face, nous trouvons qu'il y a 0,37 pour 100 des mento-iliaques droites postérieures, et seulement 0,17 des mento-iliaques gauches antérieures.

Il nous est facile de déduire de ces nombres, dès à présent, ce fait, à savoir, que le rapport entre les deux positions les plus fréquentes du sommet, positions que l'on regarde comme donnant le plus souvent naissance à celles de la face, n'est pas le même qu'entre les deux positions de la face correspondantes. En effet, dans le premier cas, le nombre des occipito-iliaques droites postérieures est environ le tiers des occipito-iliaques gauches antérieures, tandis que le nombre des mento-iliaques gauches antérieures est presque la moitié de celui des mento-iliaques droites postérieures. Nous reviendrons sur ce point avec plus de développement quand nous nous occuperons des causes ; mais nous tenions à insister sur cette remarque dès maintenant.

Sur les 85 présentations de la face observées par P. Dubois à la Maternité de Paris, et dont il était question plus haut, il n'a pas été observé une seule position dans laquelle, comme le disait Baudelocque, le front et le menton auraient occupé les deux extrémités du diamètre antéro-postérieur du bassin ; mais toujours, ce sont les mento-postérieures droites qui ont été plus fréquemment notées.

Cependant, disent P. Dubois et Desormeaux (1), « cette différence, toutefois, n'a pas été très-remarquable dans les 85 présentations de la face que nous avons indiquées, le nombre des mento-iliaques droites postérieures ayant été de 47 et celui des positions opposées de 38. » Cette statistique vient donc encore à l'appui de la proposition que nous émettions tout à l'heure, à savoir, que le rapport n'est pas à beaucoup près le même entre les deux positions de la face, et celles du sommet, que l'on considère comme leur donnant le plus souvent naissance par leur transformation.

(1) Dictionnaire en 30 volumes. P. Dubois et Desormeaux, p. 364. A. Accouchements.

Tableau statistique de 330 présentations de la face sur 81,711 accouchements.

(Tableau communiqué par M. le Dr PINARD.)

Poids de l'enfant.	Age de la grossesse.	Nombre des grossesses antérieures.	Age de la femme.	Poids de l'enfant.	Age de la grossesse.	Nombre des grossesses antérieures.	Age de la femme.
grammes.	mois.		ans.	grammes.	mois.		ans.
3,000	9	2	36	5,625	9	1	29
4,250	9	1	23	3,000	9	1	37
3,500	9	0	22	3.000	8	0	29
3,375	9	1	40	3,500	9	1	26
3,500	9	0	28	2,375	9	0	19
2,500	7 1/2	2	32	3,500	9	2	28
3.500	9	5	30	4,000	9	1	26
3,250	9	1	24	2.575	9	0	25
3,000	9	0	37	2,500	9	2	27
3,000	9	2	27	2,000	9	0	24
3,000	9	7	29	3,000	9	0	23
2,225	9	0	24	3,200	9	1	24
3,250	9	1	27	3,300	9	1	25
4,000	9	1	21	3,375	9	1	33
3,500	9	1	24	3,450	9	4	38
3,500	9	1	36	3,750	9	5	42
3,000	9	0	22	3,000	9	3	34
3,000	9	0	19	3,800	9	0	31
4,250	9	0	20	3,200	9	1	28
3,000	9	1	27	4,350	9	1	35
2,700	9	0	27	3,800	9	1	30
3,250	9	6	32	3,350	9	6	27
3,000	9	1	29	3.400	9	7	35
2,625	9	1	23	3,350	9	1	30
3,375	9	1	22	2,750	9	3	26
4,000	9	3	35	2.750	9	0	26
3,000	9	4	24	2,950	9	0	20
3,400	9	0	23	2,450	9	0	27
3,000	9	2	26	2.250	7	1	24
3,375	9	2	37	2,650	9	2	26
3.000	9	0	25	3,500	9	3	27
3,000	9	3	22	3,050	9	1	23
2,625	9	0	23	2,500	9	0	24
3,500	9	4	24	3.400	9	0	25
3,500	9	0	22	3,100	9	0	20
3,250	9	1	25	3,250	9	0	26
4,000	9	3	29	3,250	9	0	21
3,125	9	0	22	3,300	9	0	29
3,125	9	1	25	3,400	?	1	22

Poids de l'enfant.	Age de la grossesse.	Nombre des grossesses antérieures.	Age de la femme.	Poids de l'enfant.	Age de la grossesse.	Nombre des grossesses antérieures.	Age de la femme.
grammes.	mois.		ans.	grammes.	mois.		ans.
4,150	9	7	34	1,500	8	1	22
2,720	9	0	31	3,200	9	5	28
3,200	9	0	30	2,550	8	1	37
2,320	9	1	22	3,000	9	1	30
2,700	9	1	23	2,750	9	2	28
2,700	9	0	22	3,200	9	1	23
3,000	9	0	23	3,450	9	1	30
3,000	9	3	27	4,100	9	1	31
2,500	9	2	38	3,000	9	9	38
3,500	9	0	19	2,650	9	4	28
3,100	9	2	33	3,800	9	2	38
2,500	9	0	34	2,650	9	8	39
2,000	9	0	22	3,500	9	1	27
1,400	6	0	21	2,700	9	1	37
3,950	9	2	26	3,625	9	1	29
3,000	9	0	19	3,500	9	1	25
3,500	9	1	27	3,125	9	1	29
3,500	9	1	35	?	9	0	23
3,750	9	1	20	3,000	9	0	22
3,300	9	1	20	3,250	9	1	28
3,450	9	4	37	3,125	9	0	19
4,000	9	4	30	3,375	9	0	21
3,000	9	2	32	3,125	9	1	33
3,900	9	1	21	3,375	9	7	35
4,000	9	1	26	3,125	9	1	24
3,000	9	5	30	3,125	9	6	45
3,000	9	3	31	3,200	9	0	22
3,500	9	1	26	3,750	9	1	32
3,000	9	0	22	3,180	9	2	28
3,200	9	0	20	3,900	9	0	19
4,200	9	5	32	2,900	9	1	25
3,550	9	3	37	3,520	9	2	24
2,550	8 1/2	0	21	2,200	9	1	39
2,840	9	0	18	3,000	9	0	25
2,750	8 1/2	1	25	3,200	9	0	21
3,540	9	1	37	3 200	9	6	40
3,410	9	0	18	3,000	9	4	26
3,300	9	0	19	2,500	9	0	27
3,900	9	0	20	3,000	9	2	37
?	8	0	36	3,700	9	3	25
3,550	9	1	26	3,200	9	0	26
2,900	9	0	22	3,200	9	5	30
2,400	9	0	22	3,700	9	0	22
2,870	9	6	28	4,000	9	4	27
2,750	8 1/2	3	35	2,700	9	5	31
2,500	8	0	27	2,650	9	0	18

Poids de l'enfant.	Age de la grossesse.	Nombre des grossesses antérieures.	Age de la femme.	Poids de l'enfant.	Age de la grossesse.	Nombre des grossesses antérieures.	Age de la femme.
grammes.	mois.		ans.	grammes.	mois.		ans.
2,880	8	0	23	4,100	9	9	34
3,350	9	4	34	3,100	9	0	24
3,050	9	1	23	3,000	9	0	36
2,860	8	4	25	3,500	9	1	35
3,100	9	2	24	3,100	9	0	24
2,700	8 1/2	6	35	2,800	9	1	27
2,500	9	5	29	3,350	9	1	35
2,625	9	3	36	2,400	9	0	19
3,500	9	0	36	3,000	9	0	22
3,875	9	2	32	2,650	9	1	22
4,000	9	0	23	2,750	9	0	27
2,150	8	0	21	3,150	9	1	35
3,500	9	0	26	3,900	9	1	26
?	9	0	23	2,500	9	1	25
3,251	9	0	19	1,700	6	1	29
3,550	9	0	29	2,500	9	0	19
2,880	9	0	25	3,750	8	0	22
3,900	9	0	22	2,600	9	0	22
3,395	9	2	33	3,250	9	0	19
3,530	9	1	23	2,150	9	2	32
2,720	8 1/2	0	20	2,450	9	0	21
2,600	8	0	19	3,400	9	1	32
3,000	9	2	33	2,950	9	2	29
3,000	9	0	16	3,700	9	2	28
2,500	9	0	?	3,375	9	1	32
2,850	9	7	32	3,090	9	0	20
4,000	9	0	24	2,875	9	0	22
3,400	9	0	20	4,000	9	0	26
3,000	9	1	24	2,125	9	3	41
2,500	9	0	26	2,625	9	1	26
3,000	9	1	22	4,000	9	2	29
2,000	8	5	29	3,000	8	0	19
3,200	9	1	31	3,125	9	0	24
2,400	8	0	18	3,125	9	0	23
3,300	9	2	37	3,125	9	0	21
3, 00	9	3	26	1,625	9	1	25
2,350	8	0	27	2,250	7 1/2	1	21
3,200	9	0	24	2,625	6 1/2	1	23
2,600	7	0	19	2,875	9	0	21
2,500	9	0	21	2,250	7 1/2	0	20
3,500	9	10	37	3,850	9	2	35
2,300	8	0	24	3,779	9	0	22
2,250	9	0	21	3,000	9	0	22
3,600	9	1	28	3,500	9	6	37
3,400	9	1	22	2,790	9	0	21
3,625	9	1	26	2,620	9	1	26

Poids de l'enfant.	Age de la grossesse.	Nombre des grossesses antérieures.	Age de la femme.	Poids de l'enfant.	Age de la grossesse.	Nombre des grossesses antérieures.	Age de la femme.
grammes.	mois.		ans.	grammes.	mois.		ans.
2,500	9	2	22	3,500	9	0	20
4,000	9	5	33	4,000	9	2	35
3,500	9	0	20	3,000	9	0	24
2,375	9	2	22	2,250	9	0	24
3,000	9	2	28	1,250	9	0	23
3,375	9	3	43	3,500	9	0	20
3,250	9	0	23	2,000	7 1/2	1	31
4,000	9	1	27	3,200	9	8	37
3,625	9	1	37	3,625	9	0	27
3,250	9	1	30	3,000	9	0	20
2,625	9	0	18	3,875	9	1	28
2,625	9	1	29	3,250	9	1	24
3,500	9	0	23	1,750	9	1	37
2,875	9	0	18	3,250	9	1	29
3,250	9	0	23	3,500	9	1	26
3,750	9	0	26	3,500	9	2	32
3,375	9	0	17	3,625	9	0	22
3,500	9	0	31	4,000	9	0	35
2,500	8 1/2	1	23	2,000	7	1	26
2,500	8	2	26	2,625	8	5	42
3,125	9	0	20	3,500	9	1	36
3,000	9	0	34	3,625	9	0	23
2,500	9	0	26	3,500	9	0	17
2,500	8	0	23	3,500	9	2	25
3,500	9	2	35	3,000	9	0	23
3,500	9	3	30	3,500	9	1	30
3,250	9	0	23	2,750	9	1	24
3,000	9	0	18	2,000	5	2	28
2,500	9	1	30	2,750	9	0	25
3,250	9	0	22	2,500	9	0	23
3,500	9	1	33	3,500	9	4	28
3,000	9	0	29	4,000	9	0	18
2,000	9	3	28	3,000	9	1	21

CHAPITRE II.

Des causes.

Avant d'entrer dans l'étude des causes qui peuvent être invoquées pour expliquer les présentations de la face, nous devons dire quelques mots de la division qui a été admise par tous les auteurs, et qui fait des présentations primitives et des présentations secondaires. Baudelocque supposait, comme nous le verrons plus loin, qu'une transformation devait toujours s'être produite pour qu'un enfant vienne au monde par la face. La théorie qu'il soutenait le devait évidemment conduire à cette opinion. En 1821, madame Lachapelle, dans ses Mémoires, publie deux cas dans lesquels, à l'autopsie de femmes mortes avant l'accouchement, le fœtus aurait été trouvé ayant déjà la tête défléchie. Il est bien certain, malgré ces deux faits, que tous les accoucheurs considèrent plus volontiers l'extension de la tête comme se produisant, sinon toujours pendant le travail, du moins à son début, et ils s'appuient pour cela sur la plus grande fréquence des positions en mento-postérieures droites et en mento-antérieures gauches, positions qui correspondent bien effectivement aux deux plus fréquentes du sommet; nous avons cependant démontré précédemment que la proportion des fréquences relatives n'est pas la même dans les deux présentations.

Après avoir passé en revue les diverses raisons qui ont été données de ce mécanisme capable de produire d'abord la déflexion, puis l'extension de la tête, nous essayerons de démontrer que certaines conditions sont nécessaires pour que les causes que l'on met en jeu et les forces qu'on fait agir puissent être efficaces.

Sans vouloir révoquer en doute les cas dans lesquels cette présentation de la face aurait été constatée avant tout travail, nous dirons cependant qu'il est de toute nécessité, aussi bien dans cette situation du fœtus que dans celle plus fréquente du sommet, que les dimensions de la tête soient dans un certain rapport avec les diamètres du bassin, et que là, comme ailleurs, la grande loi de l'accommodation ne sera pas en défaut.

Bien des causes ont été données jusqu'à présent pour chercher à se rendre compte du mécanisme qui préside à la production d'une présentation de la face. De Venter, le premier, parle des obliquités utérines comme étant la cause principale de ces présentations.

Suivant cet auteur, la tête arrivant au détroit supérieur éprouverait une sorte de bascule, parce que l'occiput viendrait heurter un des bords du détroit. Baudelocque, supposant que la direction des forces utérines peut porter sur un point différent de la tige occipito-mentonnière, rapporte à une inclinaison plus ou moins grande de la direction de ces forces la bascule dans un sens ou dans l'autre, et par suite la flexion ou l'extension de la tête.

Madame Lachapelle, dans ses Mémoires, rapporte ces deux opinions, et, tout en ne les rejetant pas, elle croit devoir faire remarquer que souvent la face se présente sans qu'il y ait obliquité utérine. « On la trouve même quelquefois, dit-elle, en plein au détroit supérieur, avant que le terme de la grossesse soit arrivé et qu'il se soit développé le moindre symptôme de travail puerpéral. C'est ce que nous avons observé deux fois sur le cadavre. Dira-t-on que ces faits font exception à la règle? Ils sont trop nombreux pour qu'on les considère comme tels, et ils doivent faire classe à part. Quant à ceux dont la production s'opère pendant la durée du travail, nous remarquerons encore que, s'il n'y a point ici une disposition première du fœtus, l'obliquité utérine ne suffira pas pour produire les positions de la face, et tous les jours nous voyons des obliquités utérines sans qu'elle s'avance. J'ajouterai encore que, si cette disposition du fœtus existe, l'obliquité utérine favorisera la présentation de la face, mais que cette présentation aurait lieu même sans elle; c'est encore ce que j'ai plusieurs fois observé. Solayrès lui-même, dont Baudelocque n'a fait que commenter l'opinion, laisse entrevoir qu'il faut que la tête soit déjà renversée en arrière pour que les forces utérines obliquement dirigées achèvent ce renversement. Si l'attitude du fœtus n'était pas changée, si le menton restait appliqué sur la poitrine, jamais, comme le suppose Baudelocque, cette direction ne représenterait une ligne passant au-devant du centre des mouvements de la tête. Toujours cette ligne passerait derrière, et les efforts utérins fléchiraient davantage la tête sur le sternum. On peut aisément s'en convaincre sur le mannequin. M. Gardien a bien senti cette vérité quand il a dit (t. II, p. 327): « Le renversement « de la tête peut exister avant le travail, ce qui est le plus « ordinaire. Je regarde comme très-certain que, s'il n'exis- « tait pas un commencement de renversement, l'obliquité « de la matrice ne pourrait le produire pendant le travail. » Mais quelle est la cause première de ce renversement préliminaire? C'est ce que M. Gardien n'indique pas, et son obliquité du fœtus n'en rend pas bien raison.

« Si des hypothèses peuvent prendre place ici, voici

quel est mon sentiment; qu'on n'y attache pas plus d'importance que je ne veux moi-même y en mettre.

« L'obliquité utérine est toujours plus ou moins antérieure, et le front du fœtus est le plus souvent tourné en arrière; plusieurs causes concourent en telle disposition à renverser la tête : 1° son propre poids qui l'entraîne en bas, et porte le front comme partie plus pesante vers le vide du bassin; 2° la contraction de l'utérus qui, au moment de la rupture des membranes, appuie et pousse sur les parties les plus saillantes du fœtus, et, par conséquent, sur le front. L'occiput ne résiste pas autant; il remonte et le front descend en produisant l'extension de la tête.

« *Causes particulières.* Quelles sont les causes qui rendent les positions transversales si ordinaires (3e et 4e) (1) et qui semblent exclure les autres? Il y en a plusieurs : 1° la forme même du détroit supérieur et ses diamètres, qui s'accommodent mieux dans ce sens avec ceux de la face; 2° la fréquence des positions du vertex qui amènent celles de la face. Nous avons dit que les obliques et les transversales étaient les plus ordinaires; or, ce sont celles-là qui, quand la tête se renverse, produisent la troisième et la quatrième de la face; 3° si, comme le pense M. Gardien, le fœtus peut être oblique indépendamment de l'utérus, il est évident qu'il trouvera bien plus d'espace à son obliquité dans le sens transversal que dans l'antéro-postérieur. Si l'utérus conserve sa rectitude, le tronc d'un

(1) Il est question dans ce passage de la 3e et 4e de Baudelocque. La classification de Madame Lachapelle est la suivante :

Espèce 1re	front à gauche. 3e de Baudelocque.
Espèce 2e	front à droite. 4e de Baudelocque.

fœtus oblique doit nécessairement tomber vers l'une ou l'autre fosse iliaque; l'utérus offre, dans ce sens, sa plus grande largeur, et il est moins soutenu; en avant, il est comprimé par les parois abdominales; en arrière, par le rachis : c'est donc sur les côtés qu'il s'élargira plus facilement sans s'incliner, s'il est possible. En pareil cas, si c'est la face qui est en bas, nécessairement sa position sera transversale.

« Quant à la fréquence plus grande de la troisième (avec ses variétés), elle doit tenir à la fréquence de la première du vertex dont elle dérive naturellement quand elle est secondaire (1). »

P. Dubois, se basant sur 25 observations, dans lesquelles il n'a rencontré qu'une seule obliquité utérine bien caractérisée, croit devoir attribuer les présentations de la face à une autre cause. Les parois du bassin sont lisses, dit-il, et ne peuvent pas occasionner la bascule de la tête. Suivant cet illustre professeur, la déflexion de la tête est antérieure au travail. « A une époque déterminée de la grossesse, le menton peut s'écarter de la poitrine, et si le fœtus reste dans cette attitude jusqu'au terme, il s'y trouve fixé définitivement, au début du travail, par la rupture des membranes et les contractions de l'utérus. »

« Lorsque le visage se présente, dit Capuron (2), on doit moins en accuser l'obliquité utérine que la mobilité de la tête avant la rupture des membranes. L'issue prématurée des eaux de l'amnios peut aussi contribuer à cette mauvaise situation, car, si, après l'écoulement de ce liquide, le haut du front est appuyé contre le rebord du bassin, les

(1) Madame Lachapelle. Paris, 1821. 3e mémoire.
(2) Capuron. Paris, 1816. 2e édit.

progrès du travail, au lieu de faire plonger le sommet dans l'excavation, tendront à y faire avancer le menton et à augmenter de plus en plus la déviation de la tête. »

Pour expliquer les présentations primitives, on a fait encore entrer en ligne de compte la petitesse du fœtus, la grande quantité de liquide amniotique, les vices de conformation du bassin, la longueur du cou du fœtus. Les vomissements et la toux ont été même indiqués comme pouvant donner lieu à une présentation de la face (1).

Quant aux présentations secondaires, tous les auteurs qui ont écrit sur cette question font intervenir les obliquités utérines. C'est ainsi que nous lisons, dans une thèse soutenue en 1858 (Decazis), le passage suivant : « Quant aux présentations secondaires, on en trouve facilement l'explication dans une modification particulière propre aux présentations du sommet. Cette modification est la suivante : l'utérus étant incliné sur un des côtés du bassin, et le sommet se présentant dès le début du travail, on voit la dilatation grandir peu à peu, et se compléter sans que jusque-là rien puisse faire soupçonner ce qui va se passer ; les membranes fortement tendues se rompent enfin, et c'est à ce moment que les contractions, s'exerçant toujours dans la direction de l'axe utérin, pousseront le fœtus de haut en bas et vers le côté du bassin opposé à celui qu'occupe le fond de l'utérus ; le vertex viendra alors arc-bouter sur le rebord de l'os iliaque qui lui correspond, et la tête ainsi arrêtée se renversera sur le dos de l'enfant ; au moyen de ce mécanisme la face prendra la place du sommet au détroit supérieur et descendra dans l'excavation en conservant cette position. Il n'est pas douteux que la plus grande

(1) Gagnon. Thèse de Paris. 1853.

fréquence de la position mento-iliaque droite, quand elle est secondaire, ne soit due à la plus grande fréquence de l'obliquité latérale qui la produit. »

Quelques années auparavant, Chailly (H.), en discutant les causes des présentations de la face, rejette les obliquités utérines et conclut en disant que, quelle que soit la cause de cette présentation, il est évident pour lui *qu'elle est le résultat de la présentation primitive du sommet se défléchissant.*

Evidemment, toutes ces explications sont simples ; elles sont basées sur des hypothèses ingénieuses ; mais, le mécanisme qui en est la conséquence, et dont l'effet est une présentation de la face, dans quelles conditions aura-t-il lieu? Quelles sont les relations de causes à effets entre le volume de l'enfant, les diamètres de sa tête et une présentation de la face ou du sommet? En un mot, peut-on trouver dans l'examen du fœtus quelques particularités qui fassent supposer que, si les choses se passent plutôt d'une façon que d'une autre, c'est qu'il était nécessaire que cela fût ?

Les travaux de Hecker et de Mathews Duncan sont les seuls, à notre connaissance, dans lesquels on ait cherché à élucider ces différentes questions.

En effet, Hecker, dans une brochure publiée à Berlin en 1869 et intitulée : *Ueber die Schadelform bei Gesichtslagen*, avance que la grande majorité des enfants naissant par la face ont la tête qui présente le type dolichocéphale, c'est-à-dire que le crâne est fortement allongé en arrière ; se basant sur les mesures qu'il a prises sur un grand nombre d'enfants, il dit que, grâce à l'augmentation de la longueur du bras de levier de la partie postérieure du crâne, les présentations de la face ne sont pas autre chose que le résultat de la dolichocéphalie.

Mais, à l'exemple de M. le professeur Depaul, nous croyons que Hecker a été trop loin dans sa manière de voir et qu'il a pris l'effet pour la cause (1).

M. Duncan, tout en rapportant les travaux de Hecker et ses opinions, accorde bien, lui aussi, à la forme dolichocéphalique une certaine part, mais il cherche en outre une autre explication. « Ainsi, dit-il, la présentation de la face n'est autre que le résultat d'un déplacement du sommet en arrière, l'extension de la tête se produisant sur un des côtés du bassin ou près de son bord, par le fait de la progression due au travail; » plus loin, il émet cette opinion, que la présentation de la face est toujours produite au niveau du détroit supérieur et il fait intervenir, pour expliquer ce fait, l'obliquité latérale droite de l'utérus; puis, en parlant de la fréquence des cas de face, il soulève une singulière question, toujours au point de vue de la production de ces présentations.

Nous reproduisons textuellement ce paragraphe, tel que nous l'avons traduit :

« Je crois que Hecker et les autres auteurs étrangers assignent aux cas de présentation de la face une fréquence plus grande que celle qu'on observe, à mon avis, dans ce pays. Hecker dit qu'on rencontre environ 1 cas de fac- sur 168. Dans les observations de Collin, à l'hôpital de Dublin, la proportion était seulement de 1 sur 497. Maine

(1) On trouvera, dans l'Anthropologie publiée par M. le docteur Paul Topinard, des renseignements très-curieux et très-intéressants sur la dolichocéphalie et les autres types de crâne, chez les différents peuples de l'univers, anciens et modernes, avec préface de M. le professeur Broca. Paris, 1876.

tenant, cette différence remarquable peut s'expliquer par les diversités de positions qu'occupent en différents pays les femmes pendant le travail. Le décubitus presque invariable des femmes anglaises sur le côté gauche peut, en diminuant la fréquence relative de l'obliquité utérine latérale droite, empêcher la transformation de certains cas de sommet en cas de face, transformation qui, autrement, se serait produite. Je n'ai pas de renseignements suffisants pour opposer cette position des femmes anglaises au décubitus dorsal, ou à toute autre position des femmes allemandes dans les mêmes circonstances; mais il me semble qu'il y a là un sujet digne d'attention. »

On voit que tous les auteurs qui ont cherché à fournir une explication du mécanisme de la production d'une présentation de la face, font intervenir dans le débat des causes complexes. Les obliquités utérines, entre autres, sont citées par tous. Il est très-possible qu'elles jouent effectivement un certain rôle.

On a encore accusé la grande quantité de liquide amniotique d'être pour une certaine part dans cette production. Toutes ces causes doivent certainement être prises en considération, mais Dubois et Desormeaux les trouvent si peu satisfaisantes, qu'ils terminent leur passage relatif à cette discussion en disant : « On est donc en droit de conclure que les présentations de la face ne sont pas déterminées, du moins dans la très-grande majorité des cas, par une inclinaison préalable du fœtus et une direction vicieuse des contractions utérines, mais qu'elles sont primitives et résultent d'une déflexion de la tête dont la cause réelle nous échappe ordinairement, mais qui est certainement indépendante de l'action des organes expulseurs. »

Mais il y a un fait sur lequel l'attention a été attirée déjà et qui est le suivant : Quand on cherche les rapports respectifs entre les positions du sommet et celles de la face, on trouve que pour ces derniers, s'il est vrai que les mento-postérieures sont plus fréquentes que les mento-antérieures, ce n'est pas dans une proportion bien grande. Et, si, comme le veulent beaucoup d'auteurs, les présentations de la face ne sont que des déviations de présentations du sommet correspondantes en positions, il devrait y avoir une proportion sensiblement égale entre les positions de la face et celles du sommet, que l'on considère comme leur ayant donné naissance. Nous avons démontré que cette égalité n'existait pas.

L'explication de ce fait que l'on constate, n'a été tentée jusqu'à présent qu'avec le secours de l'obliquité utérine latérale droite, et cependant, nous ont dit les auteurs de l'article *Accouchement* dans le *Dictionnaire en* 30 *volumes*, cette obliquité n'a été constatée que 3 fois sur 85 présentations de la face.

Peut-être cependant, en examinant les choses sous un autre jour, pourrait-on trouver une cause plus satisfaisante. On sait que, dans les positions postérieures droites, le dos de l'enfant regarde en arrière ; or, en supposant la femme couchée, voyons quelle peut être l'action produite sur la tête encore très-mobile sur le tronc. L'occiput, placé au niveau de la symphyse sacro-iliaque, rencontre, par un de ses côtés, l'angle sacro-vertébral, tandis que le menton au contraire, tourné vers l'extrémité antérieure du diamètre oblique gauche, est libre, et doit être entraîné par son propre poids. Le résultat de ce mouvement est évidemment une extension de la tête. Ajoutons, de plus, que, dans les positions occipito-iliaques droites postérieures, l'extrémité céphalique n'est jamais aussi fléchie que dans les occipitoiliaques gauches antérieures. C'est là un fait que l'on constate facilement quand on pratique le palper, et que d'ailleurs le toucher fait aussi vérifier, puisqu'on rencontre alors les deux fontanelles sur un même plan horizontal. Au contraire, quand la présentation du sommet est en occipito-iliaque gauche antérieure, c'est le menton qui se trouve près de la symphyse sacro-iliaque et qui pourra être arrêté. L'occiput, au contraire, répondant à un côté du bassin bien arrondi, descendra plus facilement, et la conséquence finale de ce mouvement de descente sera, à l'inverse du cas précédent, une flexion de la tête.

On comprend alors comment et pourquoi, bien que les positions occipito-iliaques gauches antérieures soient si fréquentes, il y a cependant un nombre de positions mento-iliaques droites postérieures relativement beaucoup moins considérable qu'il ne devrait l'être, si quelque circonstance prédisposante n'existait pas quand le dos est en arrière.

A propos du volume de l'enfant, tous les auteurs répètent que la petitesse du fœtus prédispose aux présentations de la face ; nous ne pouvons, malgré tout le respect qui s'attache à la tradition, admettre ce fait, même comme cause prédisposante. Que l'on veuille bien jeter un coup d'œil sur la statistique publiée page 15, et l'on constatera facilement quelques résultats intéressants. En effet, on y voit que, sur les 330 cas de face qui y sont rapportés, 217 enfants pèsent 3,000 gr. et au-dessus ; que, parmi ces 217, il y en a 21 dont le poids dépasse 4,000 gr. et quelquefois de beaucoup ; que, parmi les 113 restants, il y en a 71 pesant de 2,500 à 3,000 gr. Encore parmi ces derniers, faut-il tenir compte que 21 ne sont pas à terme.

Il s'en faut donc que les enfants qui naissent par la face

soient petits; c'est évidemment le contraire qu'il faut dire. Si nous émettons cette proposition, c'est que nous nous appuyons, non sur des hypothèses, mais sur des chiffres que seule une statistique portant sur un aussi grand nombre de cas pouvait nous donner.

DES VARIÉTÉS DE PRÉSENTATIONS.

Nous sommes obligé d'admettre trois variétés de présentations de la face.

A. — 1° Une première dans laquelle le front se présente d'aplomb au niveau de l'aire du détroit supérieur. (Observations de Mme Lachapelle).

B. — 2°. Une seconde dans laquelle l'extrémité céphalique se trouve, au début du travail, non encore engagée et reposant sur un des points quelconques de la marge du détroit supérieur. La substitution de la présentation du sommet en présentation de la face se fait au niveau du détroit supérieur.

C. Une troisième dans laquelle le sommet étant éngagé, la substitution d'une présentation du sommet en présentation de la face se fait dans l'excavation (Voir notre observation II, p. 42).

A. — La première que nous admettons est certainement un des plus rares cas; en effet, après avoir étudié tous les auteurs qui se sont occupés de cette question, nous ne pouvons nous baser, pour justifier notre classification, que sur les deux observations de madame Lachapelle. Il est vrai que, dans l'article du *Dictionnaire en* 30 *volumes*, article rédigé par P. Dubois et Desormeaux, ces deux auteurs rapportent que, dans 85 cas où l'enfant se présentait par la face, ils ont pu établir le diagnostic de cette présentation 49 fois avant la rupture des membranes. Cette raison leur paraît suffisante pour ranger ces 49 cas parmi les présentations primitives, parce que, disent-ils, l'enfant n'avait pas encore pu éprouver l'effet de la contraction utérine. Malgré l'autorité de ces deux noms, malgré le respect qu'inspire toujours le nom de P. Dubois, nous nous permettrons de discuter la valeur de ce raisonnement. En effet, nous ne pouvons admettre qu'avant la rupture des membranes, le fœtus ne subisse pas l'effet de la contraction utérine, surtout lorsque cette dernière est fréquente et énergique ; et tels étaient les cas observés par P. Dubois et Desormeaux, puisque la dilatation leur avait permis de faire le diagnostic. La pression, nous le voulons bien, subie par le fœtus n'était qu'indirecte, mais elle n'en existait pas moins, et pour le prouver nous ne ferons que citer les cas dans lesquels, l'enfant se présentant par le sommet, la rupture de la poche des eaux n'a lieu que lorsque la tête est à la vulve, c'est-à-dire a accompli les trois premiers temps du mécanisme de l'accouchement. Telles sont les raisons qui nous ont empêché de classer ces 49 cas parmi les présentations primitives.

B. — Quant aux présentations de la seconde variété, nous ne pouvons nous empêcher de faire remarquer que ces présentations ne peuvent pas être rangées, comme on l'a fait parmi les présentations secondaires.

L'extrémité céphalique descend, mais cette partie fœtale n'est ni fléchie, ni étendue. La tige fœtale n'est pas encore solidifiée, elle présente une mobilité plus ou moins accusée au niveau de l'articulation de la tête avec la colonne vertébrale ; il suffit dans ce cas de la moindre cause pour transformer cette présentation de l'extrémité céphalique, en présentation de la face ou en présentation du sommet. La bascule de la tige occipito-mentonnière est possible dans les deux cas, car elle se trouve encore au-dessus du canal osseux constitué par l'excavation. Nous pensons que cette variété est de beaucoup la plus fréquente et voici pourquoi : Les causes qui pour nous transforment cette présentation intermédiaire en présentation franche du sommet ou de la face, ne se rencontrent qu'au bord supérieur de l'excavation ; d'autre part, si la tête était plus engagée, la bascule de la tige occipito-mentonnière ne pourrait se faire que lorsque des conditions particulières et tout à fait exceptionnelles se trouveraient remplies : c'est-à-dire, si la longueur du diamètre occipito-mentonnier ne dépassait pas celle du diamètre de l'excavation, ainsi qu'on peut le voir dans une de nos observations. Ces conditions ne se trouvent remplies que bien rarement.

Enfin, nous ajouterons que, si l'on consulte la statistique dont nous devons communication à notre maître et ami M. le Dr Pinard, on est frappé de ce fait, à savoir : que, sur 330 présentations de la face, on compte seulement 139 primipares et encore sur ce nombre 9 n'étaient pas à terme, et 191 multipares ; résultat dont ne se doutent guère les auteurs allemands, comme le prouve la lecture de leurs ouvrages. Or, l'on sait aujourd'hui que chez les multipares l'engagement ne se fait bien souvent qu'au moment du travail, la tête restant mobile au-dessus de l'aire du détroit supérieur jusqu'à ce moment.

C. — Dans la troisième variété, le sommet, après être descendu le premier et s'être franchement engagé, fait bientôt place à une présentation de la face. Cette dernière variété est franchement secondaire, c'est celle-là que nous avons observée. (Voir notre observation II, p. 42.) Mais, ainsi qu'on peut s'en convaincre, les différents diamètres antéro-postérieurs de la tête ne dépassent pas en étendue ceux de l'excavation. Cette simple preuve anatomique, si elle ne nous explique pas pourquoi a eu lieu la substitution de présentation, nous démontre tout au moins d'une façon péremptoire comment elle a pu se faire.

DES POSITIONS.

Pour Baudelocque et pour Gardien il y avait quatre positions de la face dans lesquelles le menton correspondait soit à la symphyse du pubis, soit à l'angle sacro-vertébral, soit directement à droite, soit directement à gauche. De là quatre dénominations qui, pour ces auteurs, étaient, par ordre de fréquence; 1° mento-pubienne; 2° mento-sacrée; 3° mento-iliaque droite; 4° mento-iliaque gauche.

Madame Lachapelle commence à s'élever contre les positions directes; elle montre qu'on ne les rencontre jamais, et elle établit deux positions correspondant aux 3e et 4e de Baudelocque: 1° la mento-iliaque droite; 2° la mento iliaque gauche. Plus tard Velpeau reproduit cette même classification.

Dans le tableau de Capuron, nous trouvons, pour points de repère pris sur le bassin maternel, la symphyse sacro-iliaque et la cavité cotyloïde. Mais alors cet auteur considère comme la plus fréquente la mento-cotyloïdienne gauche, tandis que la mento-sacro-iliaque droite ne vient qu'en troisième ligne.

Aujourd'hui tout le monde s'accorde pour considérer sur le bassin trois points de repère qui sont: la symphyse sacro-iliaque, le milieu de la ligne innominée, et l'éminence ilio-pectinée. Alors, selon que le menton, ou pour d'autres auteurs le front sera en rapport avec l'un de ces trois points, on aura pour chaque position, droite ou gauche; trois variétés : antérieure, postérieure, ou transversale. Cette dernière variété dans un bassin normal ne se rencontre jamais; restent donc les postérieures et les antérieures.

Nous avons vu, quand nous nous sommes occupé de la fréquence, quelle était celle de ces variétés qui était le plus souvent constatée. Nous ne croyons pas devoir revenir sur ce point; mais, pour justifier ce que nous disions tout à l'heure des variétés transversales, nous rappellerons que la loi de l'accommodation qui domine toute l'étude des phénomènes physiologiques et mécaniques de l'accouchement, nous explique pourquoi la face ne se présente jamais transversalement, du moins dans les conditions d'un bassin normal et d'un fœtus à terme. Effectivement, l'extrémité fœtale qui veut s'engager ne peut le faire qu'à la condition de mettre ses grands diamètres en rapport avec les grands diamètres du bassin. Or, quand donc le diamètre transverse est-il le plus étendu, si ce n'est quand il existe un rétrécissement antéro-postérieur du bassin? Dans tous les autres cas, au contraire, les diamètres obliques sont les plus longs, et toujours alors le grand axe de la face sera en rapport avec l'un d'eux. On le voit donc, les positions obliques doivent seules nous occuper.

M. le professeur Depaul a l'habitude de prendre le front pour point de repère sur le fœtus, et alors, selon que cette région de la face est en regard des extrémités de l'un des diamètres obliques droit ou gauche, nous aurons des positions fronto-iliaques droites variété antérieure ou postérieure, et des fronto-iliaques gauches avec les deux mêmes variétés.

Pour d'autres professeurs, tels que MM. Pajot et Tarnier, c'est au contraire le menton qui sert à établir la position, et celle-ci devient soit mento-iliaque gauche, soit mento-iliaque droite, toujours avec leurs variétés. Une excellente raison est donnée par M. Depaul en faveur du choix du front. On doit en effet retenir plus facilement que la fronto-iliaque gauche antérieure est la plus fréquente quand on compare cette dénomination à celle analogue du sommet qui est de beaucoup la plus commune. D'un autre côté, le front est, de la face, la partie la plus déclive, c'est sur elle qu'en pratiquant le toucher on arrive tout d'abord.

Pour nous, cependant, à l'exemple de P. Dubois et Desormeaux, de Cazeaux, de M. Tarnier et de M. le professeur Pajot, nous choisirons le menton et notre motif est le suivant :

On sait que dans les présentations du sommet, quand l'accouchement est naturel, l'occiput qu'on a choisi et qui donne son nom à la position, est la partie qui se dégage la première sous l'arcade pubienne ; c'est aussi celle que l'on doit y ramener quand on intervient par le forceps.

Dans les présentations de la face, le menton joue le même rôle, c'est lui encore qui va et doit sortir le premier ; lui aussi qui doit être ramené sous la symphyse. Dans le cours de cette étude quand nous aurons à dénommer des positions, nous continuerons à nous conformer à la nomenclature que nous avons adoptée dès le début, et nous dirons la fronto-iliaque droite ou gauche, et pour ces deux positions, nous admettrons deux variétés, une antérieure et une postérieure.

CHAPITRE III

Signes et diagnostic.

Y a-t-il des signes qui permettent d'annoncer une présentation de la face ? A quelle époque existent-ils suffisamment certains pour établir sûrement le diagnostic et quels sont les moyens à employer pour arriver à ce diagnostic ? Telles sont les questions que nous devons nous poser en commençant ce chapitre, dans lequel nous allons nous efforcer d'y répondre.

Les moyens dont nous disposons pour reconnaître une présentation et une position sont : le palper, le toucher et l'auscultation. Il est bien certain que, dans le cas auquel nous voulons appliquer ces moyens plus spécialement, nous devons passer sous silence l'interrogatoire de la femme et la vue du ventre ; deux ressources qui, si elles donnent quelquefois dans les autres présentations des résultats, sont absolument sans valeur dans celles de face.

Palper. — En pratiquant le palper abdominal au début du travail, d'une façon méthodique, on ne tardera pas à reconnaître que l'extrémité inférieure de l'ovoïde fœtal est constituée par la sphère céphalique plus ou moins engagée ; mais le caractère qui sert à établir le diagnostic différentiel entre la présentation du sommet et celle de la face est le suivant : La portion de la sphère céphalique qui est la plus accessible se trouve toujours du côté du plan résistant, c'est-à-dire du dos. C'est le contraire qui a lieu dans la présentation du sommet. Dans le premier cas, la région accessible est la région occipitale ; dans le second cas, c'est la région frontale. De plus, entre le plan résistant et la tête existe un sillon profond dans lequel les doigts pénètrent facilement et profondément.

Auscultation. — L'auscultation, nous devons le dire, donne pour le diagnostic de cette présentation des résultats bien peu précis, car, si l'on ausculte au début du travail, la tête n'étant pas engagée, le maximum des pulsations fœtales se fait entendre en un point très-rapproché de l'ombilic, fait qu'on observe également dans les présentations de l'extrémité pelvienne. Si, au contraire, on pratique l'auscultation dans la dernière période du travail, alors que la tête est engagée, le foyer d'auscultation est absolument le même que dans les présentations du sommet.

Toucher. — En 1816, Capuron nous disait déjà : « Les signes qui caractérisent le visage sont : le nez, la bouche, le menton, le bord des orbites et la suture coronale ; mais, pour les reconnaître, il faut toucher la femme, immédiatement ou peu de temps après la rupture de la poche des eaux, car, si l'on attend plus tard, cette région de la tête, naturellement recouverte de parties molles, se gonfle, se défigure et devient méconnaissable. »

Certainement pour pratiquer le toucher avec succès, pour être en droit de demander à cette méthode d'exploration tout ce qu'elle peut donner, dans les présentations de la face comme dans tous les autres cas, il y a un moment d'élection. Quel est ce moment ? C'est évidemment celui où l'orifice est suffisamment dilaté, où la poche des eaux est peu volumineuse ; mieux encore, où celle-ci vient de se rompre, soit spontanément, soit que l'on ait cru nécessaire d'opérer cette rupture. Cependant et bien qu'il y eût un certain temps passé entre l'époque de l'écoulement du liquide amniotique et celle de l'examen, nous verrons plus loin qu'il y a parmi les parties qui caractérisent la face un organe qui conserve pendant longtemps sous le doigt tous ses caractères.

Nous plaçant donc dans les conditions nécessaires, nous pratiquons le toucher, et nous trouvons d'abord une tumeur lisse, osseuse, mais que sépare en deux portions une suture; cette tumeur, c'est le front parcouru par la suture coronale. Puis, faisant immédiatement suite et de chaque côté deux saillies transversales, constituées par les arcades orbitaires; enfin, au-dessous de celles-ci, deux petits globes dépressibles, qu'il faut seulement effleurer, caresser; nous avons nommé les yeux.

A ce propos nous recommanderons plus que jamais la plus grande délicatesse dans la manière de procéder au toucher. D'abord, on éprouve une plus grande netteté dans la sensation et si l'on ne se conforme pas à ce précepte, cela peut être sous peine de voir se produire des lésions qui peuvent être très-graves. C'est ainsi que M. le professeur Depaul a vu naître un enfant dont l'un des yeux était crevé par suite de la violence avec laquelle le toucher avait été pratiqué. Si ce fait est heureusement rare, on a pu dans bien des cas constater des ecchymoses des paupières, ecchymoses qui n'ont pas d'autre origine que des coups d'ongles. Bien que ces petites plaies guérissent d'ordinaire très-vite, il est de son devoir de les éviter.

Enfin, après les yeux le doigt rencontre les joues recouvrant les os malaires.

Tous ces caractères sont donc propres à faire reconnaître une face qui se présente; mais disons-le dès maintenant : s'il est bon de les connaître, il y en a cependan un autre que seul on devra rechercher. Restant donc sur la ligne médiane, nous allons trouver, après avoir constaté le front, un petit appendice portant à l'une de ses extrémités deux ouvertures : c'est le nez avec les narines, et, nous ne saurions trop y insister, ce dernier organe constitue un excellent signe, car le nez est cette seule partie de la face qui ne s'infiltre jamais, même quand le travail s'est déjà prolongé un certain temps. Continuant à suivre le sillon médian, nous trouverons bientôt la bouche ; c'est une ouverture qu'il ne sera pas possible de confondre avec l'anus, car, sans compter que le doigt peut y pénétrer plus facilement, puisque aucun sphincter ne s'oppose à son entrée, on arrive avec facilité à explorer une partie du cartilage gingival qui borde les maxillaires. Il arrive même quelquefois que l'enfant fait quelques mouvements de succion. Rappelons-nous cependant que quelquefois la bouche a pu être confondue avec la vulve (Velpeau) ; aussi ne doit-on pas se borner à constater une ouverture, mais y faire pénétrer l'extrémité du doigt explorateur, afin de reconnaître les cartilages gingivaux. Ce dernier caractère permettra d'éviter la confusion.

Nous ne pensons pas nécessaire de nous étendre plus longuement sur ces signes, et d'insister sur les différences fournies par la sensation du doigt rencontrant une face et celle qu'il éprouverait si le siége se présentait. Il est bien certain que cette région du fœtus pourrait être une cause d'erreur. Outre les particularités que nous venons de signaler, l'ensemble des autres signes perçus par le doigt quand l'enfant se présente par son extrémité pelvienne fera à coup sûr éviter cette erreur. On ne confondra pas le nez avec le coccyx, la consistance n'est pas la même, et de plus ce dernier n'offre pas les ouvertures qu'on reconnaît quand c'est le nez que le doigt interroge. D'ailleurs et surtout dans ce cas, le palper abdominal aurait par avance écarté l'idée d'une autre présentation que celle de l'extrémité céphalique.

Grâce à ces nombreux caractères, il devient facile de poser le diagnostic d'une présentation de la face.

Mais là ne doit pas se limiter l'investigation. Nous verrons, en effet, quand nous traiterons du pronostic et de la conduite à tenir dans certains cas, qu'il est aussi indispensable et de la plus absolue nécessité de formuler nettement quelle est la position.

Pour en arriver là, nous nous adresserons encore au seul organe que nous avons recommandé comme conservant longtemps tous ses caractères, au nez. Effectivement, la direction des deux ouvertures qu'on y perçoit donne du même coup la position des deux extrémités de la face, et selon le classification qu'on aura adoptée, se basant sur les raisons que nous avons exposées tout à l'heure, on dira que la face se présente en mento-iliaque droite postérieure ou antérieure, en mento-iliaque gauche antérieure ou postérieure, ou au contraire si, c'est le front qu'on a choisi comme point de repère, en fronto-iliaque gauche antérieure ou postérieure, en fronto-iliaque droite postérieure ou antérieure.

Observation I.

(Présentation de la face.)

Marie-Delphine S..., âgée de 39 ans, couturière. Réglée à 12 ans tous les mois pendant quatre ou cinq jours. Cette femme a déjà eu neuf enfants, dont trois sont nés morts, mais après avoir séjourné environ sept jours chacun dans la cavité utérine. Tous ces enfants se sont présentés par le sommet. L'accouchement a toujours été facile et la durée du travail toujours d'environ douze heures. Chaque fois les suites de couches ont été normales. Inutile d'ajouter que son bassin est bien conformé.

Pour la grossesse actuelle, cette femme a vu ses règles pour la dernière fois le 18 avril 1875; mais des raisons particulières font qu'elle nous dit que la date de la conception doit être portée au 26 du même mois. Vers le 4 septembre, elle sentait remuer son enfant pour la première fois; d'ailleurs, il s'est toujours écoulé le même espace de temps pour les autres grossesses, entre le moment de la conception et l'époque à laquelle elle a senti remuer.

Pendant tout le cours de la gestation, aucun accident n'est à noter. Elle n'a pas perdu de sang, ne porte pas de varices et n'a jamais eu d'œdème aux jambes. Aucune diathèse.

Elle est parvenue jusqu'à terme sans jamais tacher son linge et sans souffrir. Le 27 janvier dernier au matin, seulement, elle commença à éprouver des douleurs de reins et entra alors à l'hôpital des Cliniques (service de M. le professeur Depaul), où elle fut placée au lit n° 12, le même jour à six heures du soir. Transportée presque aussitôt à la salle d'accouchements, on constata une présentation de la face en mento-iliaque gauche antérieure.

Aussitôt son entrée dans la salle d'accouchements, on dut rompre les membranes qui, dans tous les accouchements précédents, ne s'étaient jamais rompues spontanément. La dilatation était complète une demi-heure après, et le travail marcha si rapidement, qu'à 6 h. 45 m., c'est-à-dire trois quarts d'heure après son entrée à l'hôpital, tout était terminé.

La délivrance fut naturelle.

L'enfant, du sexe féminin, avait seulement les lèvres bouffies, mais on ne constatait sur la face aucune lividité. Son poids était de 4,180, bien conformé et vigoureux. Voici les mesures portées sur le bulletin d'accouchement :

Longueur totale	0^m,52
Du sommet à l'ombilic......	0^m,27
De l'ombilic aux talons......	0^m,25

Quant aux principaux diamètres de la tête nous les avons mesurés nous-même et voici quels sont les résultats obtenus :

Diamètre occipito-frontal	12 1/2
Occipito-mentonnier	13 1/2
Bipariétal	10 1/2
Ss. occipito-bregmatique	9

Longueur totale du cordon, 0^m,50.

Observation II.

Marie B..., 32 ans, journalière, entre à l'hôpital des Cliniques (service de M. le professeur Depaul) le 13 janvier 1876, à 11 heures du soir, lit n° 32.

Cette femme, d'une bonne santé habituelle, est déjà accouchée quatre fois. Toujours les accouchements ont été naturels et faciles, l'enfant se présentant chaque fois par le sommet. Réglée à 12 ans, elle a toujours eu une menstruation régulière, et les règles duraient ordinairement de quatre à cinq jours tous les mois. Une seule fois, en janvier 1875, elle a eu, sans cause bien connue, une perte de sang, qui dura huit jours environ et disparut sous la seule influence du repos.

Au point de vue de sa grossesse actuelle, elle nous dit avoir eu ses dernières règles vers le 12 ou le 15 avril. C'est dans le courant du mois de septembre, vers le 6 ou le 10, qu'elle a senti remuer pour la première fois. Le cours de sa grossesse n'a d'ailleurs été troublé par aucun accident. Jamais elle n'a eu ni pertes, ni œdème aux jambes, ni varices. Et l'on ne relate chez elle aucun antécédent diathésique.

Il y a quinze jours déjà que le ventre est tombé, les seins sont peu volumineux, l'aréole très-peu étendue et les tubercules de Montgommery rares et peu saillants.

A l'examen du ventre, on le trouve gros et régulièrement développé, le fond de l'utérus s'élevant jusqu'à 4 travers de doigt au-dessus de l'ombilic. Vergetures anciennes et nouvelles très-nombreuses. Ligne brune très-accusée.

Le palper fait reconnaître une présentation de l'extrémité céphalique fléchie ; le toucher confirme ce diagnostic.

Les premières douleurs apparaissent le 13 janvier à 2 heures du matin. La rupture de la poche des eaux a lieu le même jour à 10 heures 3/4 du soir. La dilatation est complète le même jour un quart d'heure après, c'est-à-dire à 11 heures du soir. Enfin l'accouchement se termine heureusement une demi-heure plus tard avec une présentation de la face, en mento-iliaque droite postérieure, réduite spontanément.

La durée totale du travail avait été de 21 h. 1/4.

La délivrance fut naturelle.

L'enfant, du sexe féminin, pesait 3,000 grammes.

Longueur totale	$0^m,47$
Du sommet à l'ombilic	$0^m,25$
De l'ombilic aux talons......	$0^m,22$

Diamètres de la tête :

Occipito-frontal	$0^m,11^c,5$
Occipito-mentonnier.........	$0^m,12$
Bipariétal	$0^m,10$
Ss. occipito-bregmatique	$0^m,10$

Longueur du cordon, 42 centimètres.

L'enfant présente sur toute la face une coloration ecchymotique noire, violacée, due à la compression pendant le travail. La tête dans son ensemble présente une configuration arrondie comme une boule, due à la faible différence que présentent entre eux les divers diamètres.

Le 15. — L'utérus accomplit bien son involution, les seins sont devenus durs. La teinte ecchymotique diminue chez l'enfant.

Le 18. — L'utérus est à 4 travers de doigt au-dessous de l'ombilic. La mère nourrit son enfant. Diminution plus accusée de la coloration de la face.

Le 25. — Bon état général chez la mère et chez l'enfant. La coloration de la face est revenue chez ce dernier à l'état normal.

Sort bien portante le 29 janvier.

CHAPITRE IV

Mécanisme de l'accouchement par la face.

Avant de parler du pronostic dans les présentations de la face, nous croyons qu'il est utile d'étudier le mécanisme de l'accouchement dans ce cas particulier. Il sera plus facile, quand on connaîtra bien la marche naturelle du travail, d'en déduire l'issue probable, et l'étude des anomalies qui peuvent se produire pendant le cours de ce travail nous montrera mieux la conduite à suivre quand on aura jugé convenable d'intervenir.

Nous diviserons le mécanisme de l'accouchement par la face en cinq temps, et nous l'exposerons d'abord tel que nous le comprenons, abstraction faite de la position. Cela, une fois fait, nous passerons en revue les quatre variétés que nous avons admises, et, après avoir vu comment elles retentissent sur ce mécanisme, nous étudierons quelles sont les complications qui sont à craindre comme provenant d'une marche anomale.

Les temps de l'accouchement par la face se succèdent dans l'ordre suivant :

Premier temps. — *Amoindrissement des parties. — Extension.*

Deuxième temps. — *Engagement et progression.*

Troisième temps. — *Rotation interne de la tête. — Engagement du tronc.*

Quatrième temps. — *Dégagement de la tête par flexion.*

Cinquième temps. — *Dégagement et rotation du tronc.*

Premier temps. — *Amoindrissement des parties.* — Nous savons que, dans les présentations du sommet, ce résultat s'obtient par une flexion forcée de la tête. Dans les cas où c'est la face qui occupe le détroit supérieur, c'est par une extension la plus complète possible que ce premier temps est caractérisé. Voyons comment cette extension se produit et quelles en sont les conséquences.

La tête déjà dans une extension moyenne, survient une contraction utérine qui doit nécessairement accentuer davantage ce mouvement commencé. Le menton s'éloigne de plus en plus de la poitrine, tandis que l'occiput se rapproche du dos et finit par s'y appuyer complétement. Le premier résultat de ce mouvement est tout d'abord de rendre rigide la tige fœtale, et de fournir ainsi un point d'appui solide aux contractions utérines qui vont pouvoir devenir efficaces. En second lieu, il faut que l'extrémité céphalique présente au détroit supérieur son plus petit diamètre. C'est encore à l'aide de ce mouvement d'extension que le diamètre fronto-mentonnier, plus court, remplace le diamètre occipito-mentonnier.

Deuxième temps. — La face avance dans l'excavation progressivement, mais plus lentement que l'occiput dans les présentations du sommet. Ce fait se conçoit facilement quand on se rappelle que la tête renversée sur le dos entraîne avec elle le cou et la partie supérieure de la poitrine. Si l'enfant était très-petit, le tronc pourrait ainsi s'engager, et la face descendre jusque sur le plancher périnéal, mais ordinairement il n'en est pas ainsi, et quand les épaules arrivent à leur tour au détroit supérieur, que la face a parcouru dans le canal pelvien la longueur qui lui est mesurée par le cou, celle-ci s'arrête et reste suspendue dans l'excavation.

Pendant la durée de ce mouvement de progression, il s'en produit également un autre : c'est une inclinaison latérale sur la joue antérieure, c'est-à-dire que cette dernière se place comme s'était placé le pariétal dans les présentations du sommet, et, comme le dit M. le professeur Tarnier (1), on est obligé, en pratiquant le toucher, de contourner cette tumeur constituée par la joue, avant d'atteindre le nez dont le dos regarde un peu en arrière.

Il est évident que dans la situation qu'occupent alors les différentes parties du fœtus le dégagement serait impossible, et que le menton, actuellement en arrière plus ou moins, doit venir se mettre en rapport avec la paroi la moins haute du canal, pour permettre à l'accouchement de s'effectuer. C'est à l'aide du mécanisme constituant le troisième temps que cet effet va se produire.

Troisième temps. — Pendant cette période du travail, la tête va accomplir dans l'excavation un mouvement de rotation, grâce auquel le menton va venir, en suivant le plus court chemin, se placer sous la symphyse du pubis.

Les causes de ce mouvement sont évidemment les mêmes que celles qui font tourner l'occiput dans l'accouchement par le sommet, c'est-à-dire encore la nécessité pour la partie fœtale engagée de mettre ses grands diamètres en rapport avec les grands diamètres du passage. Une fois cette rotation exécutée, comme la longueur du cou permet au menton de venir se placer sous la symphyse pubienne, la face pourra compléter son temps d'engagement,

(1) Atlas de Lenoir, Sée et Tarnier.

descendre et venir appuyer sur le périnée quand cependant encore la poitrine sera au-dessus du détroit supérieur.

Cette rotation sera d'autant plus étendue que le menton sera plus en arrière, et il est certain que, dans les positions où ce dernier est en un point très-voisin de la symphyse pubienne, la terminaison serait à la rigueur possible, même si ce temps venait à manquer, car le cou est suffisamment long pour mesurer la hauteur de la paroi antérieure du canal de l'excavation.

Quatrième temps. — Arrivée à ce point, la tête, pour se dégager, doit évidemment se fléchir en tournant autour du bord inférieur de la symphyse pubienne comme autour d'un axe. La raison de ce mouvement, on la trouve tout entière dans la direction des forces utérines qui agissent sur la partie de la tête seule encore mobile, sur l'occiput et alors, tandis que le menton tend à s'élever vers le mont de Vénus, on voit apparaître à la commissure postérieure de la vulve, la bouche, le nez et le front, puis la fontanelle antérieure, et enfin l'occiput, qui sort le dernier : c'est-à-dire que les diamètres sous-mento-frontal, sous-mento-bregmatique, sous-mento-occipital, et sous-mento-sous-occipital, se dégagent successivement (1).

Cinquième temps. — Nous avons peu de choses à dire sur le mécanisme du cinquième temps. En effet, la tête étant sortie, le tronc doit se comporter comme il le fait quand c'est l'occiput qui sort le premier. Après s'être dégagé, il va accomplir à son tour un mouvement de rotation, qui ramènera le diamètre bis-acromial dans la direc-

(1) Pajot. Dictionnaire des sciences médicales. A. Accouchements.

tion du diamètre antéro-postérieur du détroit inférieur, tandis que la tête, obéissant à ce mouvement, exécutera de son côté une autre rotation dont les conséquences seront de porter le menton du côté qu'il occupait quand la face s'était engagée.

Le tronc se dégage ensuite comme dans l'accouchement par le sommet.

ÉTUDE DU MÉCANISME DE L'ACCOUCHEMENT DANS CHACUNE DES POSITIONS DE LA FACE.

1° *Position mento-iliaque droite postérieure.* — Dans cette position qui est la plus fréquente, le menton est au niveau de la symphyse sacro-iliaque du côté droit, et l'occiput est vers l'éminence ilio-pectinée du côté gauche, c'est-à-dire que le diamètre oblique gauche est occupé par le diamètre mento-frontal. Le dos regarde en avant et à gauche.

PREMIER TEMPS. — L'extension de la tête s'accentue davantage, le menton pénètre plus avant dans l'excavation, l'occiput remonte jusqu'à ce que le diamètre occipito-frontal soit à peu près dans l'axe du bassin.

DEUXIÈME TEMPS. — L'extrémité céphalique dans l'extension complète descend dans l'excavation, le menton glisse sur la symphyse sacro-iliaque, jusqu'à ce que ce mouvement de progression soit limité par la longueur du cou. A ce moment, le cou est en rapport par sa face antérieure avec la symphyse sacro-iliaque qui correspondait tout à l'heure au menton. La joue droite, à cause de la direction de l'axe du bassin, descend plus bas que la joue gauche. Aussi est-ce sur cette joue que se produira la bosse séro-sanguine.

Troisième temps. — Le mouvement de progression s'étant arrêté, le menton va commencer à exécuter sa rotation interne ; il tourne bientôt, en effet, de droite à gauche et d'arrière en avant, et un peu de haut en bas, c'est-à-dire qu'il se rapproche du pubis en suivant la voie la plus courte. Il arrive sous la branche ischio-pubienne droite, puis ensuite sous la symphyse, et alors va commencer le quatrième temps.

Quatrième temps. — Le menton parvenu sous la symphyse, les choses se passent comme nous l'avons exposé plus haut, dans le mécanisme qui préside au dégagement de la tête dans les présentations de la face en général.

Cinquième temps. — Enfin le tronc qui s'est engagé tourne à son tour, l'épaule droite vient se placer sous la symphyse et le menton se retourne vers la cuisse droite de la mère.

2° *Position mento-iliaque gauche antérieure.* — Il est facile de se rendre compte des nouveaux rapports contractés par le fœtus dans cette position. Le menton est à l'éminence ilio-pectinée du côté gauche, le front à la symphyse sacro-iliaque droite, le dos en arrière et à droite.

Premier temps. — La tête s'étend davantage, le menton descend, l'occiput remonte, le diamètre occipito-frontal va correspondre à l'axe du bassin.

Deuxième temps. — L'engagement produit, la progression commence, mais la joue gauche descend la première, c'est sur elle cette fois que nous trouverons la bosse séro-sanguine.

Troisième temps. — Le menton tourne de gauche à droite, d'arrière en avant. Le chemin qu'il a à parcourir est très-court, il vient se placer sous la symphyse.

Quatrième temps. — Les phénomènes sont les mêmes que précédemment.

Cinquième temps. — C'est l'épaule gauche qui se place sous la symphyse, tandis que le menton tourne de droite à gauche.

3° *Position mento-iliaque droite antérieure.* — Il serait superflu de développer de nouveau les cinq temps précédemment décrits ; on fera facilement l'application de ce que nous en avons dit, à cette position, en se rappeant que le menton doit tourner de droite à gauche, tandis que le mouvement de restitution le ramènera vers la cuisse droite de la mère.

4° *Position mento-iliaque gauche postérieure.* — Les rapports de la tête fœtale avec les différents points du bassin sont absolument en sens inverse de ceux que nous avons donnés pour la mento-iliaque droite postérieure Quant au mécanisme de l'accouchement, il est semblable en tous points ; le chemin que doit parcourir le menton est aussi long, il le parcourt de gauche à droite, d'arrière en avant, et en définitive le mode de terminaison est le même.

IRRÉGULARITÉS DU MÉCANISME DANS L'ACCOUCHEMENT PAR LA FACE.

Les irrégularités du premier et du deuxième temps sont celles dont l'étude offre le moins d'importance ; la marche du travail les corrige le plus souvent. Tantôt la tête est très-inclinée, c'est une oreille que l'on rencontre au toucher tandis que la joue occupe le centre du bassin. Que la tête ne s'étende pas tout d'abord, l'extension se complétera pendant la période de progression. Il est bien entendu que nous voulons toujours parler d'un fœtus à terme et d'un bassin normal. Effectivement, si l'enfant est très-petit, le bassin très-grand, il n'y a plus de mécanisme possible ; quand le contenant est trop vaste pour le contenu les lois de l'accommodation perdent leur puissance, et leur effet est nul.

Ces anomalies cependant peuvent influer sur la durée de l'accouchement; nous devrons les énumérer et en tenir compte, car elles peuvent nécessiter quelquefois une intervention dont nous parlerons, quand nous nous occuperons de la conduite à tenir dans les présentations de la face. Mais au point de vue du mécanisme, les seules irrégularités qui offrent réellement de l'intérêt sont celles du troisième temps.

C'est, avons-nous dit, pendant cette période du travail que le menton exécute la rotation qui le ramène sous le pubis. Cette rotation peut ne pas s'effectuer ou se faire quelquefois en sens contraire. Tels sont surtout les deux cas qui peuvent se présenter.

Dans les positions postérieures droites ou gauches, si le troisième temps vient à manquer, il est certain, en vertu des causes qui limitent la progression et que nous avons développées plus haut, que l'accouchement ne peut pas se faire. Cependant, madame Lachapelle a vu deux ou trois fois la face sortir transversalement hors de la vulve. Ce sont là des cas tout exceptionnels, et il est bien évidemment question d'enfants très-petits ou de bassins très-grands. Avec un fœtus à terme, quand le menton est en arrière et qu'il y reste, il faudrait, pour que l'accouchement fût possible, que le tronc pût s'engager, tandis que le cou mesurerait toute la longueur du sacrum. Or, il y a là une impossibilité manifeste, et, nous le répétons, si la face se dégage autrement que le menton en avant, c'est que l'enfant est très-petit, ou qu'il est mort et macéré, et alors la poitrine a pu venir se placer entre la tête et le sacrum.

Même dans ces conditions, il y a néanmoins encore un mode de terminaison possible. En mesurant les diamètres de la tête des enfants qui naissent par la face, et nous avons pris ces mesures sur des enfants volumineux, nous avons fréquemment trouvé ces diamètres inférieurs ou égaux à 12 centimètres. Ce qui nous conduit à admettre que le phénomène que nous avons expliqué comme possible dans une présentation du sommet se transformant en présentation de la face, pourra quelquefois avoir lieu en sens inverse et la tête basculer dans l'excavation, substituant un sommet à une face. Il y aurait peut-être donc là un fait moins rare qu'on ne le pense, et pas aussi impossible qu'on l'a dit.

Quoi qu'il en soit, on cite des cas où l'accouchement s'est terminé sans que le menton ait exécuté sa rotation et, d'après M. Cazeaux, voici l'opinion mise en avant pour l'expliquer (1) : « Après l'extension complète de la tête, la

(1) Tarnier. Atlas complémentaires de tous les Traités d'accouchements. Paris, 1865.

face descendra dans l'excavation autant que le permettra la longueur du cou, et le menton arrivera, par conséquent, jusqu'au niveau de la grande échancrure sciatique; arrivé dans cette échancrure, le menton trouvera là des parties molles qu'il pourra facilement déprimer. Cette dépression sera suffisante pour augmenter le diamètre oblique de l'excavation, permettre au diamètre occipito-mentonnier de le franchir, et à la tête d'exécuter le mouvement de flexion, qui conduira l'occiput sous la symphyse pubienne. »

P. Dubois (1), à propos de ces anomalies dans le mécanisme de l'accouchement par la face, s'exprime ainsi :

« L'on retrouve ici les mêmes anomalies que dans les présentations du sommet. Si le mouvement de déflexion n'a pas lieu, la tête se présente alors dans son plus grand diamètre occipito-mentonnier, ce qui amène de sérieuses complications, tandis que pour les présentations du sommet cette déflexion tend à offrir au passage un petit diamètre de la tête. Dans cette position mento-postérieure, si la tête n'exécute pas son mouvement de rotation, l'accouchement devient très-difficile, et les difficultés sont presque insurmontables, dans les cas même où l'art intervient, car il faudrait que la tête fût dans un état d'extension qui dépasserait les limites naturelles. Cependant, dans de semblables circonstances, l'accouchement est quelquefois possible par les seules ressources de la nature. En effet, il arrive dans certains cas que la tête se fléchit à la vulve et que le menton se trouve ainsi remplacé par l'occiput. » Ce serait donc encore par une substitution du sommet à la face que l'accouchement se terminerait.

Dans les positions qui seraient devenues directement

(1) P. Dubois. Gazette des Hôpitaux, 1841, p. 432.

postérieures, par le fait de la rotation en sens inverse, position si rare que M. le professeur Depaul n'en a pas cité un seul cas sur 16,233 accouchements, c'est encore par un mécanisme du même genre que se produirait, d'après M. Chailly, la terminaison de l'accouchement : la pointe du coccyx déprimé par le menton permettrait la bascule et l'occiput se présenterait sous la symphyse.

Nous devons signaler encore une anomalie qui peut se présenter au cinquième temps et qui tient à ce que le tronc, au lieu de tourner en entraînant le menton à droite ou à gauche, selon que la position était droite ou gauche, tourne en sens contraire, c'est-à-dire que le menton est ramené vers la cuisse droite par exemple, quand il était primitivement à gauche, et réciproquement.

En terminant ce chapitre, constatons que, fort heureusement, ces irrégularités dans les temps du mécanisme de l'accouchement par la face sont des plus rares et, comme le dit M. le professeur Pajot : « Quelle que soit l'opinion qu'on se fasse de la terminaison de l'accouchement dans les positions mento-postérieures, la pratique démontre qu'elles persistent bien rarement, et que d'ailleurs, quand la rotation du menton ne s'accomplit pas, elles deviennent ordinairement l'occasion de difficultés, contre lesquelles l'intervention de l'art est presque toujours la seule ressource (1). »

(1) Pajot. Dictionnaire des sciences médicales. A. Accouchements.

CHAPITRE V

Proncstic et traitement.

Tous les anciens accoucheurs croyaient nécessaire d'intervenir dans les présentations de la face, c'est-à-dire que tous portaient un pronostic des plus graves.

C'est ainsi que Louise Bourgeois disait en 1710 : « Si le menton avance le plus au passage, il faut porter la main et repousser le menton sur la poitrine, car l'enfant ne pourrait passer dans cette posture. » Nous nous proposons de rapporter plus loin quelques très-anciennes observations dans lesquelles on verra quel empressement les auteurs qui nous les ont fournies mettaient à intervenir activement dès le début du travail.

Smellie croyait aussi l'accouchement par la face impossible spontanément, et cependant cet auteur commence déjà à rejeter la version et à conseiller l'emploi du forceps. Il nous donne, le premier, une description du mécanisme xpulseur, à propos d'un cas qu'il a été à même d'observer.e Il s'agit d'une femme ayant déjà eu plusieurs enfants ; voici comment il raconte le fait : « Chez une femme qui avait fait plusieurs enfants, je constatai une position de la face. Le nez et les joues étaient dirigés à droite vers la partie inférieure de l'ischion. Dans la première ou seconde douleur, le nez se tourne en dedans, par-dessous les os du pubis, contre lesquels le menton remonte. Par ce moyen, la fontanelle, le vertex, la nuque, se trouvèrent relevés et sortis, moyennant un demi-tour pour se dégager du périnée (1). » Malgré plusieurs de ces faits d'expulsion spontanée, tous professaient que l'on devait, ou bien chercher à fléchir la tête avec la main nue ou recouverte d'un linge, ou, quand on ne pouvait pas réussir à l'aide de ce moyen, qu'il fallait aller chercher les pieds, terminant l'accouchement par une version. Quand ils assistaient à un accouchement spontané, c'était pour le considérer comme une très-réelle exception. Mauriceau et Smellie nous ont laissé quelques-unes de ces observations, dans lesquelles nous trouverons des choses intéressantes ; mais laissons parler ces auteurs :

« D'autres fois, dit Mauriceau (2), l'enfant se présente la face première, ayant la tête renversée en arrière, en laquelle position il est encore très-difficile qu'il vienne, et s'il y demeure longtemps, le visage lui devient si livide et si bouffi, qu'il en paraît tout à fait monstrueux dans l'abord, ce qui arrive, tant à cause de la compression qui s'en fait en cette situation, que pour avoir été quelquefois trop souvent et trop rudement touché avec les doigts en tâchant de lui faire prendre une meilleure situation. Il me souvient d'avoir accouché, il y a trente-un ans, une femme dont l'enfant qui s'était présenté la face devant, vint au monde si livide et si contrefait (comme c'est toujours l'ordinaire en telles occasions), que son visage en paraissait tout semblable à celui d'un Ethiopien, nonobstant quoi je ne laissai pas que de l'amener vivant. Aussitôt que la mère s'en fut aperçue, elle me dit qu'elle s'était toujours doutée que son enfant serait aussi hideux, à cause qu'au commencement de sa grossesse elle avait regardé

(1) Smellie. Paris. 1871. T. II.

(2) Mauriceau. Traité des Maladies des femmes grosses. Paris. 1740. 7e édit.

fixement et avec grande attention un Maure ou Ethiopien, un de ceux dont M. de Guise avait toujours grand nombre à sa suite, pour lequel sujet elle souhaitait ou du moins ne se souciait aucunement qu'il mourût, afin de ne pas voir continuellement un enfant si défiguré qu'il paraissait pour lors ; mais elle changea bientôt de sentiments, lorsque je lui eus expliqué que cette lividité ne provenait que de ce qu'il était venu la face devant dans le commencement, et que très-assurément cela se passerait, comme il arriva en moins de trois ou quatre jours, après lui avoir oint plusieurs fois tout le visage avec l'huile d'amandes douces tirée sans feu ; ensuite de quoi, son teint commença à s'éclaircir de telle sorte, que, l'ayant vu un an après, il me parut un des plus beaux enfants et des plus blancs qu'on puisse rencontrer.

« Or, pour se bien gouverner en cet accouchement, on y procédera de la même manière que quand l'enfant présente la tête par le côté, laquelle on redressera avec les mains, comme nous avons dit ci-dessus ; observant toujours de le faire le plus doucement qu'il sera possible pour ne pas meurtrir la face de l'enfant. »

Dans l'observation suivante, Mauriceau se sert d'un crochet pour retirer un enfant mort.

« Le 16 avril 1681, j'ai accouché une petite femme âgée de 33 ans, de son premier enfant qui était fort gros et présentait la face devant. Lorsque je fus mandé pour secourir cette femme, il y avait trois jours entiers qu'elle était en travail et deux jours que les eaux de son enfant étaient écoulées, et comme il n'était pas possible en ce temps-là de le mettre en bonne situation pour espérer que la nature le pût pousser d'elle-même dehors, et qu'il n'y avait pas lieu de le retourner pour le tirer ensuite par les pieds, à cause que, toute la matrice étant à sec et disposée pour l'inflammation, on eût fait à la mère une violence mortelle, qui n'aurait pas manqué de faire périr aussi l'enfant dans l'opération, quand il aurait été encore vivant, je fus obligé, pour ce sujet et à l'instante prière de tous les parents de cette femme, pour lui sauver la vie, de lui tirer du ventre son enfant en la situation qu'il était, avec le crochet, ayant une certitude morale qu'il était mort, à cause des humidités cadavéreuses qui sortaient de la matrice de cette femme, et que, suivant son rapport, elle ne l'avait pas senti remuer depuis un jour et demi. Néanmoins, après avoir ainsi tiré cet enfant, il ne me parut aucune corruption en tout son corps, ce qui pouvait faire croire qu'il n'y avait vraisemblablement que peu d'heures qu'il était mort, la puanteur des humidités qui sortaient de la matrice ne venant que des humeurs extrêmement échauffées qui avaient croupi en dedans, durant tout le temps de ce long et laborieux travail, nonobstant lequel cette femme, par le moyen du secours que je lui donnai dans cette urgente nécessité, se porta bien ensuite. »

Cette fois nous allons lire l'histoire d'un accouchement spontané par la face, et de plus, Mauriceau, qui nous la raconte encore, soupçonne fort sa cliente, qui était multipare, d'avoir été la cause de la mauvaise présentation de son enfant.

« Le 4 juin 1685, dit-il, j'ai accouché une femme d'un gros enfant mâle qui se portait fort bien, quoiqu'il vînt au monde la face devant. Comme c'était le second enfant de cette femme, je jugeai que, le passage ayant été suffisamment dilaté par la naissance de son premier enfant, ce second pourrait bien être poussé dehors en cette posture. C'est pourquoi, pour éviter la violence qu'il eût fallu faire à cet enfant pour le réduire en une posture plus naturelle, je le laissai venir comme il s'était présenté, aidant seulement le mieux qu'il était possible à dégager la tête de l'enfant, et me gardant bien d'en meurtrir le visage et les yeux. Dans le moment que cet enfant naquit, il avait les deux lèvres si fort tuméfiées et si livides aussi bien que toute la face, qu'il en paraissait tout monstrueux ; mais, peu d'heures après sa naissance, tout son visage reprit sa figure et sa couleur naturelle. Cette femme m'avait envoyé quérir un mois entier devant le temps qu'elle accoucha, croyant être dès lors en travail, à cause qu'elle sentait quelques douleurs dans le ventre qui venaient de ce que son enfant s'était tourné, lequel me parut en ce temps se présenter en la figure naturelle, qui depuis s'était apparemment changée par les trop fréquents exercices que la mère avait faits durant tout le neuvième mois de sa grossesse, comme font fort abusivement la plupart des femmes qui, croyant se procurer par ces sortes d'exercices un plus facile accouchement, sont souvent cause que leur enfant, qui s'en sent extraordinairement agité, prend une mauvaise situation » (Mauriceau, p. 279).

Du même auteur nous avons encore une autre observation d'accouchement par la face ; mais Mauriceau ne nous donne cette fois aucun détail, si ce n'est que l'enfant était gros, la mère primipare et âgée de quinze ans. L'enfant ne vécut que cinq heures.

En 1765, de Lamotte (1) fut appelé près d'une femme en travail, chez laquelle une sage-femme, en pratiquant le toucher, prenait l'ouverture de la bouche de l'enfant pour la continuation du canal de la matrice. Il reconnut

(1) De Lamotte. 1765. T. I, p. 294.

la face, naturellement fit la version, et délivra la mère d'un enfant qui n'avait pas plus de sept mois.

Nous avons déjà eu l'occasion de parler d'une observation de Smellie, dans laquelle l'issue de l'accouchement avait été heureuse et naturelle. A côté de celle-là, Smellie place un autre cas dans lequel il dut fléchir la tête, après quoi il vit l'accouchement se faire spontanément.

Ainsi nous voyons, en parcourant tous ces faits, que si, dans quelques circonstances, on se décidait à laisser venir naturellement les enfants qui se présentaient par la face, la plupart du temps, au contraire, on se hâtait d'intervenir, soit pour chercher à corriger la présentation, soit pour la combattre en pratiquant la version.

Nous voyons cette crainte des présentations de la face durer ainsi jusqu'à l'époque de madame Lachapelle, qui au contraire considère ces cas comme devant toujours se terminer aussi facilement que ceux du sommet. Malgré son opinion, un peu trop favorable peut-être, madame Lachapelle n'en cite pas moins, dans sa statistique de 72 cas, seulement 41 qui se terminèrent spontanément. Aussi, comme le dit à cet égard M. le professeur Depaul, nous pensons qu'il est bon cependant de faire quelques réserves et qu'on doit considérer les accouchements par la face comme offrant un pronostic sérieux pour la mère et plus encore pour l'enfant.

Tel était aussi l'avis de P. Dubois et Desormeaux, qui, en parlant du pronostic dans les présentations de la face, se prononcent de la façon suivante : « Nous pensons que les présentations de cette région de la tête ne peuvent pas, sous le rapport de la facilité et de l'innocuité de l'accouchement, être tout à fait assimilées aux présentations du sommet. »

Ce pronostic sérieux que nous portons, le sera d'autant plus qu'on aura affaire à des mento-postérieures.

Un des premiers effets de la longueur du travail et de la situation de l'extrémité céphalique, est la bosse séro-sanguine donnant à toute la face une lividité quelquefois considérable.

Nous l'avons observée presque toujours dans les conditions d'un enfant à terme, mais nous devons dire que cette teinte ecchymotique peut, ou se répandre sur une grande surface, ou n'occuper qu'un point fort restreint, tel que les lèvres, par exemple. Nous avons parlé d'ailleurs de ce fait dans nos observations, et nous venons de voir qu'on l'avait remarqué depuis longtemps. La conjonctive peut être également ecchymosée, et c'est même sur elle que les traces persistent le plus de temps. Si ce phénomène n'a jamais de conséquences graves, il n'en est pas moins vrai qu'il est bon de prévenir la famille de sa possibilité et de sa production, car beaucoup de mères seront réellement effrayées de l'aspect particulier que présente l'enfant.

Il n'y a donc là qu'un phénomène tout à fait transitoire et, quelques jours après sa naissance, l'enfant a ordinairement repris son aspect ordinaire. Les congestions des paupières sont encore citées par M. Depaul, comme pouvant prédisposer aux ophthalmies fréquentes, des nouveau-nés, c'est là déjà une conséquence un peu plus grave, bien que le traitement actuellement suivi pour ces sortes d'inflammation, même quand elles deviennent purulentes, arrive rapidement à en arrêter la marche.

Mais c'est surtout dans la grande extension de la tête que nous allons trouver l'explication des accidents les plus sérieux qui peuvent atteindre l'enfant se présentant par la face. Par le fait de la convexité du cou à sa partie antérieure, la compression des grosses veines de cette région est à craindre. et l'apoplexie ou du moins la pléthère cérébrale, dit madame Lachapelle, peut en être le résultat.

Bien que ces faits soient rares, plusieurs observations dans lesquelles on avait trouvé de petites hémorrhagies cérébrales chez des enfants nouveau-nés ainsi, ont été présentées à l'Académie de médecine par M. Parrot.

Tous ces faits viennent donc à l'appui de ce que nous disions plus haut, c'est à-dire que l'accouchement par la face doit être considéré comme moins favorable pour la mère et surtout pour l'enfant, que celui dans lequel le sommet se présente le premier.

Maintenant que nous avons indiqué quels étaient les dangers de certaines anomalies du mécanisme, que nous avons montré que, même quand ce mécanisme était normal, il pouvait retentir d'une manière fâcheuse sur la mère et sur l'enfant, il nous reste à parler des moyens à employer pour parer à ces dangers, pour aider un accouchement qui se prolongerait trop, et non-seulement quels sont ces moyens, mais encore quand et comment il faut les mettre en pratique. C'est là ce qui va faire le sujet de la dernière partie de ce chapitre.

Au moment d'en arriver à l'exposé des méthodes actuellement employées, nous ne rappellerons que pour la rejeter l'opinion de Baudelocque, qui voulait que dans les mento, postérieures on intervînt au début du travail, afin de ramener la tête dans la flexion et de substituer ainsi une présentation du sommet. Cette théorie, cette manière de faire a été combattue longuement dans un mémoire publié par H. Chailly dans la revue médicale de l'année 1844 (1).

(1) Chailly, (H.). Revue médicale, 1844. T. I, p. 256.

Cet auteur, dans ce travail, s'appuie sur l'oppinion de P. Dubois, de Moreau, de Nœgelé et, après avoir émis cette proposition que, non-seulement il convient de ne pas intervenir, mais que c'est souvent par suite d'une intervention intempestive mise en usage dès le début du travail, ou d'une intervention mal dirigée (tractions directes) que des accidents se produisent, qu'on est disposé à mettre sur le compte de la présentation, il conclut en disant : « Bien que les présentations mento-postérieures puissent dans « certaines circonstances fort rares, donner lieu à des acci- « dents graves (qu'on ait été ou non obligé d'intervenir), « on ne peut pas s'autoriser de ces accidents si exceptionnels « pour conseiller d'intervenir toutes les fois que le men- « ton sera situé en arrière au détroit supérieur, et pour « parer à une éventualité qui ne se réalisera probablement « pas, on ne doit pas compromettre à coup sûr la sûreté de « la mère et celle de l'enfant, en troublant intempestive- « ment la marche de la nature. »

Nous poserons donc en règle générale qu'il ne faut pas se hâter d'intervenir, nous pourrions presque dire qu'on intervient toujours troptôt; quand la tête cependant a franchi l'orifice, nous ne devons pas la laisser plus de trois heures dans l'excavation, la compression qu'elle y exercerait pouvant devenir pour la mère l'occasion de lésions graves.

Les moyens auxquels nous devrons avoir recours sont : 1° un procédé indiqué par M. le professeur Tarnier et qui consiste à aller accrocher le menton avec l'index et à profiter d'une contraction pour aider la rotation. Bien que ; dans un travail tout récemment paru (1), un auteur ait cru

(1) Mattéi. Annales de gynécologie. Mars 1876.

devoir avancer que la rotation de la tête était un effet et non une cause, que c'était le tronc qu'il fallait solliciter à tourner pour obtenir la rotation de l'extrémité céphalique, nous continuons à nous ranger à l'opinion de nos maîtres et d'ailleurs des succès très-réels ont été observés après cette petite manœuvre si simple.

2° L'application du forceps;

3° La version.

Il ne faut pas se hâter d'intervenir, avons-nous dit. Effectivement, le travail est toujours plus long dans ce genre d'accouchement que dans celui où le sommet se présente. Les raisons de cette prolongation en sont toutes dans la nature même de la région fœtale qui se présente et dans les conditions nécessaires au parfait fonctionnement du mécanisme. Comme le dit M. le professeur Depaul, la dilatation de l'orifice est moins rapide, parce que la forme de la face s'applique moins bien exactement sur le segment inférieur de la matrice.

Aussi, connaissant ces particularités, devons-nous ne pas nous départir de la plus grande surveillance, surtout vis-à-vis de la circulation de l'enfant. C'est surtout dans ce cas qu'il faudra ausculter avec soin et souvent. Tant que les pulsations fœtales transmises par le sthétoscope, appliqué toutes les dix minutes, seront régulières, bien frappées, nous serons tranquilles pour l'enfant, et tant que les contractions utérines seront soutenues, que l'état général de la femme sera bon, nous serons d'avis de laisser l'expulsion du produit de conception à la nature. Si, au contraire, les battements du cœur faiblissent, si leur rhythme se modifie, ou que, la santé de l'enfant restant bonne, la longueur du travail fatigue la femme outre mesure, si encore il y a plus de trois heures que la face a franchi l'orifice utérin, et que néanmoins la rotation ne s'effectue pas, alors nous nous croirons autorisé à intervenir; et voici comment nous comprenons cette intervention dans chaque position que nous aurons constatée avec soin..

Position mento-iliaque droite postérieure. — C'est l'index gauche que nous introduirons jusque derrière le menton ; une fois là, prenant un point d'appui sur le maxillaire gauche de l'enfant, nous attendrons le moment d'une contraction utérine pour agir. Alors, appuyant sur le menton d'arrière en avant et de droite à gauche, nous verrons souvent, sous cette implusion, la rotation, qui se faisait attendre, s'effectuer facilement. Ce résultat obtenu, et le menton une fois ramené vers la branche ischio-pubienne droite, ou à la symphyse même du pubis, l'accouchement arrive au quatrième temps de son mécanisme, et nous allons bientôt voir le périnée bomber sous l'action de l'occiput qui le presse. C'est alors qu'il faudra non-seulement soutenir la tête qui se dégage, mais réellement aussi s'occuper du périnée qui menace de se rompre. Rappelons-nous, en effet, que l'occiput est obligé de parcourir toute la face antérieure du sacrum, que son chemin est long et difficile avant qu'il sorte à la commissure postérieure, et que nous ne saurions prendre trop de précautions pour éviter une rupture.

Si, malgré l'emploi du doigt porté derrière le menton, nous n'avons pas pu parvenir à faire effectuer la rotation de la tête, c'est au forceps que nous aurons recours, à la condition de nous rappeler toujours que cet instrument ne doit nous servir qu'à seconder la marche de la nature, c'est-à-dire qu'à son aide nous devons nous efforcer de faire exécuter à la tête les mouvements qu'elle eût exécutés si l'accouchement eût été spontané.

Tout d'abord il est bien entendu que la situation de la femme aura été changée. On aura pris le soin de la placer en travers du lit, près du bord, le siége relevé par un coussin assez résistant, les jambes fléchies, les cuisses dans l'abduction et maintenues par deux aides.

Comment devons-nous appliquer le forceps dans la position mento-iliaque droite postérieure?

Le diamètre occipito-frontal, nous le savons, occupe le diamètre oblique gauche du bassin maternel, mais le diamètre oblique droit est libre à ses deux extrémités. C'est là, par conséquent, que nous devrons placer les cuillères de l'instrument, et en agissant ainsi nous sommes sûrs que la tête de l'enfant sera saisie comme elle doit l'être. On est dans l'habitude de commencer par introduire la branche postérieure la première, ce qui donne une plus grande facilité pour articuler. C'est donc dans ce cas la branche gauche que nous placerons d'abord. Introduisant donc les quatre derniers doigts de la main droite dans le vagin, nous atteíndrons les bords de l'orifice, que nous aurons soin de dépasser en suivant la tête jusqu'à ce que l'extrémité de nos doigts pénètre dans la cavité utérine. Alors la main gauche qui tient la branche du forceps correspondante fait glisser la face convexe de la cuillère sur la paume de la main droite, jusqu'à ce que l'extrémité de cette cuillère soit elle-même dans l'utérus. Rappelons ici que, dans les applications obliques, les seules que nous devrons faire ailleurs qu'à la vulve et au détroit inférieur, la cuillère doit reposer à plat par son côté bombé sur la symphyse sacro-iliaque (la gauche dans l'exemple que nous avons choisi), et que, par conséquent, une fois l'instrument placé, le manche doit présenter sa plus grande largeur dans un plan presque horizontal. Ce premier temps de l'opération accompli et la branche confiée à un aide, nous procéderons à l'introduction de l'autre branche. Cette manœuvre nous sera facile, et nous serons certains de bien placer notre cuillère si nous avons le soin de bien suivre avec le manche, et en l'effleurant, la cuisse gauche de la mère. Grâce à l'observation rigoureuse de cette règle, nous amènerons toujours notre seconde cuillère en rapport avec l'éminence ilio-pectinée du côté droit, c'est-à-dire que la tête sera prise suivant son diamètre bi-pariétal.

Après avoir articulé les branches, pris les précautions nécessaires, c'est-à-dire s'être assuré que la tête est prise, bien et seule prise, il ne reste plus qu'à procéder à la traction.

Celle-ci doit être faite d'abord directement en bas, et de manière à exagérer l'extension de la tête. Tout en tirant doucement, lentement, dans l'axe du bassin, nous exécuterons alors la rotation de la tête, en ramenant le menton sous les pubis. Cette manière d'agir est de la plus grande importance, et, comme l'a dit M. le professeur Depaul dans ses Leçons cliniques : « Il faut opérer avec le plan bien « arrêté de ramener le menton en avant avec le forceps, « sous peine de s'engager dans des difficultés insurmon- « tables. J'ai vu nombre de ces cas de présentation de la « face mento-postérieure dans lesquels on avait appli- « qué le forceps et fait les tractions les plus énergiques « sans rien obtenir, quoique le bassin fût bien conformé « et l'orifice complétement dilaté ; tandis qu'au contraire, « si l'on ramène le menton en avant en exécutant avec « l'instrument le mouvement de rotation qui ne s'est pas « produit, on fait disparaître toutes les conditions défavo- « rables, et, quoique cette opération ne soit pas toujours « aussi facile à réussir que dans les présentations du som-

« met, on termine habituellement avec une assez grande « facilité des accouchements pour lesquels des médecins « peu expérimentés avaient employé inutilement plu- « sieurs heures d'efforts énergiques et souvent très-nui- « sibles. »

D'ailleurs, Chailly (H.), que nous avons déjà cité plus haut, dans un second Mémoire de la même année et publié aussi dans la *Revue médicale*, à propos des cas de présentation de la face dans lesquels on est obligé d'intervenir, s'exprime ainsi : « Il faut appliquer le forceps « toujours dans le but de ramener le menton en avant, à « moins que le bassin ne soit très-large, les organes ex- « térieurs très-extensibles, le fœtus mort et ramolli par « suite de sa mort, toutes circonstances qui peuvent au- « toriser les tractions directes. »

C'est donc là, on le voit, un point du manuel opératoire auquel il faut attacher une grande importance. Une fois qu'on l'aura exécuté, le reste de l'accouchement ne diffère en rien de l'accouchement par le sommet. La manœuvre qui reste à faire est la même, bien qu'avec un résultat différent, puisque c'est autour du menton, comme centre, que va pivoter la tête; mais c'est toujours en ramenant en haut les branches du forceps, en leur faisant décrire un cercle, jusqu'à ce qu'elles arrivent à être couchées sur l'abdomen de la femme, qu'on obtiendra le dégagement de la tête. Pendant ce mouvement, exécuté de la main droite, le pouce de la main gauche maintiendra le front, tandis que les autres doigts de la même main prendront un point d'appui sur le périnée.

Position mento-iliaque gauche antérieure.—Les raisonnements que nous venons de faire précédemment nous dispensent d'entrer dans beaucoup de détails pour la position mento-iliaque gauche antérieure. Tout d'abord, on comprend que, vu le peu de chemin que le menton doit parcourir pour parvenir sous la symphyse pubienne, on aura moins souvent à intervenir et que, devrait-on en arriver là, les manœuvres nécessitées par cette intervention seront plus faciles et moins longues. En tenant compte des nouveaux rapports contractés par la partie fœtale qui se présente, si nous voulons avoir recours au procédé indiqué par M. Tarnier, c'est avec l'index droit que nous irons accrocher le menton. Si c'est au forceps que nous nous adressons, en appliquant au cas présent les règles que nous avons exposées pour la mento-iliaque droite postérieure, on verra facilement que c'est encore par la branche gauche que l'on devra commencer l'application, et qu'une fois les branches articulées, la rotation devra être faite de gauche à droite.

Version. — Sans vouloir ériger en règle, comme on l'a fait (1), que la version doit être tentée avant tout, et que c'est seulement quand elle est impossible que l'on doit avoir recours au forceps, nous rappellerons, que dans certains cas, cependant, c'est l'opération qui, seule, offrira des chances de succès. Aussi, par exemple, si dans une présentation de la face on constate la procidence d'un bras, il est bien certain que la seule conduite à tenir sera de repousser la partie fœtale qui se présente et d'aller à la recherche des pieds. Nous n'avons pas évidemment à décrire la manière de faire la version, cela sortirait du cadre que nous nous sommes imposé. Si nous avons donné

(1) Crousse. Thèse de Paris. 1844.

un peu d'étendue à la description des applications de forceps, c'est qu'il y avait certains points spécialement intéressants, au point de vue de notre sujet. Mais, pour la version, les conditions dans lesquelles on doit la pratiquer, les règles qui doivent présider au manuel opératoire, sont les mêmes pour ce cas et pour une présentation de l'épaule par exemple; aussi nous bornons-nous seulement à la mentionner.

Avant de terminer ce chapitre, nous pensons, cependant, devoir dire un mot de ce qui resterait à faire si les procédés que nous venons de passer en revue étaient rendus impossibles, et tel serait, par exemple, le cas dans un rétrécissement suffisant pour s'opposer à la sortie de la tête. Alors, l'intérêt de la mère doit seul éveiller toute la sollicitude de l'accoucheur qui, dans une pareille circonstance, sera autorisé à demander au céphalotribe la fin du travail.

Le travail que nous venons de faire ne nous permet pas de poser des conclusions. Comme nous le disions au début, nous avons voulu uniquement faire ressortir quelques particularités, certains faits intéressants, observés par nous dans les présentations de la face. Notre plus grand désir est de voir cette étude offrir quelque intérêt à ceux qui voudront la continuer et l'approfondir.

Nous avons dû passer sous silence certaines remarques que nous avons faites à propos du mécanisme de la production, parce que les observations qui nous y ont conduit ne sont pas en assez grand nombre, et qu'il ne suffit pas d'entrevoir une théorie pour l'exposer sans des preuves à l'appui. Nous nous proposons, d'ailleurs, de ne pas abandonner ce sujet et d'en continuer l'étude, quand il nous aura été donné de rassembler une plus ample provision d'arguments.

Qu'il nous soit permis, en terminant, d'adresser nos plus sincères remercîments à nos maîtres éminents qui, dans leurs cours et par leurs écrits, nous ont inspiré le goût de l'étude si intéressante, mais si complexe, de l'obstétrique.

INDEX BIBLIOGRAPHIQUE

Hippocrate : T. VII. De la Nature de l'enfant. — Ambroise Paré : Edit. Malgaigne. Paris. T. II. — Guillemeau : 1609. — Viardel : 1671. — Portal : 1685. — Daubenton : Mémoire sur la situation du trou occipital, in m. de l'Académie des sciences, 1764. Edit. in-4°, p. 568; édit. in-12, p. 955. — Louise Bourgeois : Paris, 1710. — Rœderer : Paris, 1765. — De Lamotte : Paris, 1765. — Mme Le Boursier du Coudray : Paris, 1859. — De Venter : Observations importantes sur le Manuel des accouchements. Paris, 1733. — Capuron : Paris, 1816. — Mme Lachapelle : Pratique des accouchements : 3e Mémoire. Paris, 1821. — Mauriceau : Traité des maladies des femmes grosses; observations sur la grossesse et l'accouchement. Paris, 1740. — Smellie : Traité de la théorie et pratique des accouchements. Paris, 1771. — Velpeau : Traité de l'art des accouchements. Paris, 1835. — Dugès : Manuel d'obstétrique. Paris, 1840. — P. Dubois : Gazette des Hôpitaux, 1841 : De l'accouchement par la face. — P. Dubois et Desormeaux : Dictionnaire de médecine, en 30 volumes. Art. Accouchement. — Chailly, (H.) : Paris, 1842; Mémoire sur cette question : Convient-il, dans les positions mento-postérieures de la présentation de la face, de revenir au procédé de réduction conseillé par Baudelocque? in Revue médicale, 1844. T. I. — Crousse : Thèse de Paris, 1844. — P. Dubois : Mémoire sur le mécanisme de l'accouchement naturel, in Journal des connaissances méd.-chirurg., 1834. T. I. — Gagnon : Thèse de Paris, 1853 : Des accouchements dans les présentations de la face, considérés au point de vue des indications pratiques. — Decazis : Considérations sur les accouchements par la face : Thèse de Paris, 1858. — Forcade : Considérations sur les présentations de la face dans les accouchements : Thèse de Paris, 1865. — Caillet : Classification, diagnostic et pronostic des présentations et positions : Thèse de Paris, 1867. — Joulin : Paris, 1867. — Depaul : Dictionnaire des sciences médicales, t. I. Art. Accouchement; Leçons de clinique obstétricale : 1872-76; Dictionnaire des sciences médicales, t. VII. Art. Auscultation. — JACQUEMIER : Dictionnaire des sciences médicales, t. I. Art. Accouchement. — PAJOT : Dictionnaire des sciences médicales, t. I. Art. Accouchements (phénomènes mécaniques). — STOLZ : Dictionnaire de médecine et de chirurgie pratique : Art. Accouchement.—CAZEAUX : Traité théorique et pratique de l'art des accouchements. Paris, 1874. 9e édit., par Tarnier. — TARNIER : Texte de l'atlas complémentaire de tous les traités d'accouchements, par Lenoir, Sée et Tarnier. Paris, 1865. — BARNS : Traduction de Cornes. 1872. — TARNIER : Annales de gynécologie. 1873. T. IV. — PENARD : Guide pratique de l'accoucheur. Paris, 1874. — VERRIER : 1867. — MATH. DUNCAN : Contributions to the mechanism of natural and morbid parturition. 1875.—SCHRÖDER : Trad. par Charpentier. Paris, 1876.

TABLE DES MATIÈRES

Pages

AVANT-PROPOS 1

PREMIÈRE PARTIE

HISTORIQUE 3

DEUXIÈME PARTIE

CHAPITRE I. — *Fréquence des présentations de la face* 9

Statistique de la Clinique. — Présentations de la face 11

Tableau stistique de 330 présentations de la face sur 81,711 accouchements. (Maternité de Paris.) 15

CHAPITRE II. — *Des causes* 19

Des variétés de présentations 15

Des positions 33

CHAPITRE III. — *Signes et diagnostic* 36

CHAPITRE IV. — *Mécanisme de l'accouchement par la face* 45

Étude du mécanisme de l'accouchement dans chacune des positions de la face. 49

Irrégularités du mécanisme dans l'accouchement par la face 52

CHAPITRE V. — *Pronostic et traitement* 56

INDEX BIBLIOGRAPHIQUE 73

Paris. — Imprimerie Pillet fils aîné, rue des Grands-Augustins, 5.

www.ingramcontent.com/pod-product-compliance
Ingram Content Group UK Ltd.
Pitfield, Milton Keynes, MK11 3LW, UK
UKHW031935260826
14628UKWH00004B/1642

9 782019 646899